重庆市人文社科重点研究基地——医学与社会发展研究中心
重庆市新型建设智库"公共卫生安全研究中心"　资助出版

健康是1

新时代卫生健康治理实践

主　编／蒲　川

副主编／蒋　祎　邓　晶

U0339437

重庆大学出版社

图书在版编目（CIP）数据

健康是1：新时代卫生健康治理实践 / 蒲川主编. -- 重庆：
重庆大学出版社, 2022.10
ISBN 978-7-5689-3415-2

Ⅰ.①健… Ⅱ.①蒲… Ⅲ.①医疗保健事业–研究–
中国 Ⅳ.①R199.2

中国版本图书馆CIP数据核字（2022）第112257号

健康是1：新时代卫生健康治理实践

主编：蒲　川

策划编辑：雷少波　胡　斌

责任编辑：胡　斌　　版式设计：胡　斌
责任校对：邹　忌　　责任印制：张　策

*

重庆大学出版社出版发行
出版人：饶帮华
社址：重庆市沙坪坝区大学城西路21号
邮编：401331
电话：（023）88617190　88617185（中小学）
传真：（023）88617186　88617166
网址：http://www.cqup.com.cn
邮箱：fxk@cqup.com.cn（营销中心）
全国新华书店经销
重庆俊蒲印务有限公司印刷

*

开本：720mm×1020mm　1/16　印张：14　字数：207千
2022年10月第1版　2022年10月第1次印刷
ISBN 978-7-5689-3415-2　定价：68.00元

序

　　健康是促进人全面发展的必然要求，是经济社会发展的基础条件。2016年8月，习近平总书记在全国卫生与健康大会上发表重要讲话指出：人们常把健康比作1，事业、家庭、名誉、财富等就是1后面的0，人生圆满全系于1的稳固。2021年3月23日上午，在福建考察调研的习近平总书记，来到三明市沙县总医院实地了解医改惠民情况。他指出，健康是幸福生活最重要的指标，健康是1，其他是后面的0，没有1，再多的0也没有意义。

　　我们党历来重视卫生健康事业的发展，特别是党的十八大以来，以习近平同志为核心的党中央把人民健康放在优先发展的战略地位，实施健康中国战略，为人民群众提供全方位全周期的健康服务，在卫生健康领域作出了一系列重大决策部署。全国各地在习近平总书记关于卫生与健康重要论述的指导下，遵循党中央的决策部署，在卫生健康领域开展了形式多样富有成效的探索和实践。叙述和总结这些实践经验，对实现卫生健康事业的高质量发展无疑具有十分重要的现实意义，对卫生事业管理学科的研究来说也是非常丰富的素材和案例。正是基于这样的考虑，《健康是1：新时代卫生健康治理实践》一书的出版可谓恰逢其时。

　　书中收集的案例非常丰富，涉及近年我国卫生健康治理的多个方面，包括爱国卫生运动、学校健康教育、乙肝防治、医疗共同体改革、公立医院绩效管理、中医药健康产业发展、罕见病医疗保险、医养结合和国际卫生合作等多个方面，紧扣我国卫生健康发展的重点任务。本书编写体例新颖，每个案例既有相关的政策背景、实践举措，还有评析展望、政策梳理；既有实践经验的挖掘，也有政策理论的分析，具有很强的可读性。

本书由重庆市人文社科重点研究基地——医学与社会发展研究中心的十余位教师共同完成。卫生管理研究不仅要关注理论，更要关注实践，服务实践。收集分析各类典型案例，不仅可以提高教学的实效，促进科研的深化，更可以服务于社会，为社会提供可资借鉴的经验和参考。重庆医科大学的老师们做了一项非常有意义的工作，期望本书能够达到预期的效果和目标。

郝模

2022 年 3 月

目 录
CONTENTS

总论

习近平总书记关于卫生与健康重要论述是新时代中国特色社会主义思想的重要组成部分,概括了我们党领导卫生与健康事业的辉煌成就和基本经验,系统回答了建设健康中国的重大意义、指导思想、科学内涵、目标任务和战略举措,开辟了马克思主义卫生与健康理论的崭新境界,为健康中国建设指明了前进方向,确立了行动指南,提供了根本遵循。

一、把人民健康放在优先发展的战略地位

坚持以人民为中心是习近平新时代中国特色社会主义思想的核心内容,是马克思主义唯物史观的历史传承和创新发展,是我们党领导中国革命、建设和改革发展实践的经验总结,是中国共产党人不忘初心和使命的时代要求。把人民健康放在优先发展的战略地位,努力全方位全周期保障人民健康,是我们党的根本宗旨在卫生健康领域的体现。2016 年 8 月,习近平总书记在全国卫生与健康大会上指出:"要把人民健康放在优先发展的战略地位,以普及健康生活、优化健康服务、完善健康保障、建设健康环境、发展健康产业为重点,加快推进健康中国建设,努力全方位、全周期保障人民健康,为实现'两个一百年'奋斗目标、实现中华民族伟大复兴的中国梦打下坚实健康基础。"健康是促进人全面发展的必然要求,是经济社会发展的基础条件,是民族昌盛和国家富强的重要标志,也是广大人民群众的共同追求。这就要求我们把增进人民健康福祉作为发展的重要目的、把保障人民健康作为全面建成小康社会的重要内涵和全面建设社会主义现代化国家的重要任务,不断提高卫生健康供给和服务水平,加快形成有利于健康的生活方式、生态环境和经济社会发展方式,实现健康与经济社会协调发展。习近平总书记强调:"人的生命只有一次,必须把它保住,

我们办事情一切都从这个原则出发。"只有将人民健康列于优先的战略位置，才能推动经济社会的良性协调发展。

1. 在医疗服务供给方面为人民健康打下坚实保障

保障居民享有安全、有效、方便、价廉的基本医疗卫生服务是新时代卫生事业发展的出发点和落脚点。2014年12月，习近平总书记在江苏镇江市丹徒区世业镇卫生院调研时指出："医疗卫生服务直接关系人民身体健康。要推动医疗卫生工作重心下移、医疗卫生资源下沉，推动城乡基本公共服务均等化，为群众提供安全有效方便价廉的公共卫生和基本医疗服务，真正解决好基层群众看病难、看病贵问题。"大量的优质医疗资源从"塔尖"医疗机构向下层机构倾斜，进行共享、帮扶、指导等上下流通的交流协作，促进基层医疗机构的发展，发挥各级医疗机构的分层分流功能，减轻"三甲医院"患者堆积、改变"基层机构"空转的畸态。统筹协调医疗资源的分配，基本实现"村村有卫生室，乡乡有卫生院"的全面医疗布局，提升基层医疗机构的服务能力，加强基层医疗机构的被信任力，提高辖区居民的就近就诊率，打造名副其实的"十五分钟医疗圈"。

2. 在健康生活社会保障方面为人民健康做好辅助支撑

2016年8月，习近平总书记主持召开中共中央政治局会议，审议通过了《"健康中国2030"规划纲要》。"共建共享、全民健康"，是建设健康中国的战略主题。坚持以基层为重点，以改革创新为动力，预防为主，中西医并重，把健康融入所有政策，人民共建共享的卫生与健康工作方针。针对生活行为方式、生产生活环境以及医疗卫生服务等健康影响因素，以普及健康生活、优化健康服务、完善健康保障、建设健康环境、发展健康产业为重点，把健康融入所有政策，加快转变健康领域发展方式，全方位、全周期维护和保障人民健康，大幅提高健康水平，显著改善健康公平。随着老龄化程度的加深，疾病谱的转换，健康中国战略体现了一种新的健康理念，由"以治病为中心"转变为"以健康为中心"，在居民生活的方方面面植入健康观念，推动全民健康生活风潮。依托普及健康教育、塑造健康行为、改善健康环境等举措，形成大健康、大卫生社会。从疾病发生前到疾病转归，从妇幼到慢病、残疾等重点人群，在各环节各群体提供健康服务，实现新时代卫生事业的"全方位全周期健康服务"的平衡发展。

3. 在新冠疫情防控中坚守人民健康的优先地位

面对新冠肺炎对人民生命健康安全的重大威胁，不同于部分西方国家的防控政策，我国坚持免费救治每一位新冠患者，不放弃任何患者，无论老弱残疾；坚持长期紧盯抗疫防线，紧密推进全民免疫计划。2020 年 5 月，习近平总书记参加十三届全国人大三次会议内蒙古代表团审议时强调："在重大疫情面前，我们一开始就鲜明提出把人民生命安全和身体健康放在第一位。在全国范围调集最优秀的医生、最先进的设备、最急需的资源，全力以赴投入疫病救治，救治费用全部由国家承担。人民至上、生命至上，保护人民生命安全和身体健康可以不惜一切代价。" 抗疫斗争是一场大仗硬仗，也是一场"闭卷考试"。以习近平同志为核心的党中央处变不惊、运筹帷幄，一项项部署有条不紊，一项项决策精准科学，一项项举措稳步推进，充分展现出一个百年大党的自信和从容，书写了令人惊叹的"中国答卷"，造就了生命至上，举国同心，舍生忘死，尊重科学，命运与共的抗疫精神。

由战略规划树立核心，预防与治疗双管齐下，医疗服务与健康服务双翼齐飞，以全生命周期为航线，抓牢各项重点任务，加快实施健康中国行动。牢固人民健康优先发展的战略位置，保证基本医疗卫生事业的公益性，聚焦影响人民健康的重大疾病和主要问题，为人民提供全方位全周期健康服务。

二、提高医疗卫生服务质量和水平

医疗卫生服务直接关系人民身体健康，《"健康中国 2030"规划纲要》中提到，要完善医疗卫生服务体系，提升医疗服务水平和质量，为人民提供优质高效的医疗卫生服务。随着经济社会的快速发展以及人民生活水平的不断提高，人民群众更加重视生命质量和健康安全，人民群众的健康需要呈现多样化、差异化的特点。习近平总书记指出："人民群众不但要求看得上病、看得好病，更希望不得病、少得病，看病更舒心、服务更体贴，对政府保障人民健康、提供基本卫生与健康服务寄予更高期望。"人民群众期待更高水平的医疗卫生服务和更加美好的生活。

1. 提高医疗卫生服务质量和水平是保障全民健康的必要前提

人民健康不仅是每一个人成长和实现幸福生活的重要基础，更是民族昌盛和国家富强的重要标志。习近平新时代中国特色社会主义思想明确了新时代中国社会主要矛盾是人民日益增长的美好生活需要和不平衡不充分的发展之间的矛盾，必须坚持以人民为中心的发展思想。随着人民对医疗卫生服务需求的不断变化，保障全民健康的必要前提是从健康需求上满足人民群众。习近平总书记深刻指出"没有全民健康，就没有全面小康。"高质量高水平的医疗卫生服务是保证人民群众解决医疗卫生需求的必要前提，也是促进人民群众身体健康，进而实现全民健康，达到全面小康必不可少的一环。

2. 提高医疗卫生服务质量和水平是完善医疗卫生服务体系的重要支撑

我国医疗卫生服务体系存在供需不平衡、体系不完善等问题。要完成《"健康中国 2030"规划纲要》中健康服务能力大幅提升和建设优质高效的整合型医疗卫生服务体系这一目标，提高医疗卫生服务质量和水平是其中的关键环节。习近平总书记强调："坚持提高医疗卫生服务质量和水平。基本医疗卫生服务是指医疗卫生服务中最基础最核心的部分，应该主要由政府负责保障，全体人民公平获得。"提高医疗卫生服务质量和水平，必须保证医疗卫生事业的公益性质，保证政府领导以及对基本医疗卫生服务的重点投入，不断完善制度、扩展服务范围、提高服务质量和水平，让人民群众公平享有医疗卫生服务。提供优质高效的医疗卫生服务，更是全面建成体系完整、分工明确、功能互补、密切协作、运行高效的整合型医疗卫生服务体系的重要支撑。

3. 提高医疗卫生服务质量和水平是战胜新冠肺炎疫情的关键环节

人民安全是国家安全的基石。面对突如其来的新冠肺炎疫情，习近平总书记强调，只有构建起强大的公共卫生体系，健全预警响应机制，全面提升防控和救治能力，织密防护网、筑牢筑实隔离墙，才能切实为维护人民健康提供有力保障。此次抗击疫情中，公立医院承担了最紧急、最危险、最艰苦的医疗救治工作，发挥了主力军作用。因此，加大对公立医疗机构的建设力度，改善医疗卫生机构的基础设施条件，提高疫情防控和健康管理能力，对于加快提高卫生健康供给质量和服务水平，取得抗击新冠肺炎疫情斗争重大战略成果具有重要意义。

4. 提高医疗卫生服务质量和水平是建设健康中国的重要途径

全民健康是建设健康中国的根本目的。提高医疗卫生服务质量和水平，不仅要立足全人群和全生命周期两个着力点，提供公平可及、系统连续的医疗卫生服务，更要将重心下移，加强基层医疗卫生服务，有效推进分级诊疗，真正实现基层首诊。要从社区出发，解决人民群众的健康问题，从而实现更高水平的全民健康，全面维护人民健康。此外，完善医疗卫生服务体系、创新医疗卫生服务供给模式、提高医疗卫生服务质量和水平是保障全民健康的重要环节，是全面建成健康中国的重要途径，也是新时代卫生健康治理的重要成果。习近平总书记关于健康中国的重要论述，立意高远，思想深刻，在建设健康中国的道路上，必须贯彻"把健康融入所有政策，人民共建共享"的方针，坚持以人民为中心的发展思想，坚持为人民服务，加快推动新时代我国卫生与健康事业发展，全方位全周期保障人民健康，实现从"健康中国"到"健康强国"的目标。

三、深化医药卫生体制改革

全面深化医疗卫生体制改革是习近平总书记关于卫生与健康重要论述的核心要义之一，是加快建设"健康中国"的动力。党的十八大以来，以习近平同志为核心的党中央将深化医改纳入全面深化改革统筹谋划、全面推进，继续探索医改这一世界性难题的中国式解决办法。习近平总书记高度重视医药卫生体制改革，围绕卫生体制改革，从顶层制度设计，提出了科学性、系统性、可操作性的系列观点，并对深化医改作出系统部署，统筹推进医疗卫生事业发展，满足了人民群众快速增长的医疗卫生服务需求。

1. 强调改革的根本取向

2015 年 12 月，习近平总书记在中央经济工作会议上指出："要加快医药卫生体制改革，在保基本、强基层的基础上，着力建立新的体制机制，解决好群众看病难看病贵问题。"2016 年 8 月习近平总书记在全国卫生与健康大会上强调："要坚持基本医疗卫生事业的公益性，不断完善制度、扩展服务、提高质量，让广大人民群众享有公平可及、系统连续的预防、治疗、康复、健康促进等健康服务。"同时明确新形势下我国卫生与健康工作方针是"以基层为重点，以改革创新为动力，预防为主，中西医并重，把健康融入所有政策，人民共建共享"，并对深化医改作出系统部署，要求着力推进基本医疗卫生制度建设。党的十九大和习近平新时代中国特色社会主义思想，为深化医改指明了广阔的前进道路和历史方位。

2. 落实改革的重点任务

2016 年 8 月，习近平总书记在全国卫生与健康大会上指出：当前，医药卫生体制改革已进入深水区，到了啃硬骨头的攻坚期。要加快把党的十八届三中全会确定的医药卫生体制改革任务落到实处。他提出"要立足更精准更有效地防，在理顺体制机制、明确功能定位、提升专业能力等方面加大改革力度"。2019年 6 月，国务院办公厅印发《深化医药卫生体制改革 2019 年重点工作任务》，重点任务紧紧围绕解决看病难、看病贵问题，深化医疗、医保、医药联动改革，坚定不移推动医改落地见效、惠及人民群众。2020 年 7 月，国务院办公厅印发《深化医药卫生体制改革 2020 年下半年重点工作任务》，落实改革的重点任务，着力解决群众反映较多的"看病难、看病贵"问题。推进基本医疗保障制度建设，将全体城乡居民纳入基本医疗保险，切实减轻群众个人支付的医药费用负担。建立国家基本药物制度，完善基层医疗卫生服务体系，方便群众就医，降低医疗服务和药品价格。促进基本公共卫生服务逐步均等化，使全体城乡居民都能享受基本公共卫生服务，最大限度地预防疾病。推进公立医院改革试点，提高公立医疗机构服务水平，努力解决群众"看好病"问题。

3. 认清改革的突破口

习近平总书记在 2016 年全国卫生与健康大会上指出深化医疗卫生体制改革的 5 项突破口：分级诊疗制度、现代医院管理制度、全民医保制度、药品供应保障制度、综合监管制度。近年来，福建三明医改以药品耗材治理改革为突破口，坚持医药、医保、医疗改革联动，为全国医改探索了宝贵经验。云南省禄丰县以推进医保支付方式改革为突破口，因地制宜实施按疾病诊断相关分组 (DRGs) 付费，在控制医药费用不合理增长、促进县级公立医院改革和内部精细管理等方面取得一定效果。江苏省以公立医院薪酬制度改革为突破口，促进了符合医疗卫生行业特点的薪酬制度的建立，在一定程度上改善了薪酬总量、结构和分配机制，调动了医务人员积极性，规范了收入分配秩序。2021 年 3 月，习近平总书记看望参加全国政协十三届四次会议的医药卫生界、教育界委员时再次强调："要深化医药卫生体制改革，努力在健全分级诊疗制度、现代医院管理制度、全民医保制度、药品供应保障制度、综合监管制度等方面取得突破。"

4. 正确处理政府与市场的关系

习近平总书记反复要求"要坚持正确处理政府和市场关系，在基本医疗卫生服务领域政府要有所为，在非基本医疗卫生服务领域市场要有活力。"习近平总书记关于正确处理政府与市场关系观点的含义，可以从以下层面去理解把握。首先是无论在基本医疗卫生服务领域还是非基本医疗卫生服务领域，政府都要有所为，市场都应有活力。其次必须认识到，在基本医疗卫生领域和非基本医疗卫生领域，政府有所为和市场有活力的内容、程度与方式是有区别的。在基本医疗卫生服务领域，政府作为有制度安排、规划调控、筹资付费、组织提供、治理监督等；而在非基本医疗卫生服务领域，政府作为有制度安排、规划调控、准入监管等，政府作为力度比在基本医疗卫生服务领域要小。最后无论在基本医疗卫生服务领域还是非基本医疗卫生服务领域，政府作为都是基本前提。

5. 改革完善中西医结合体制

习近平总书记高度重视传统中华医药医疗文化的挖掘与现实转化。党的十八大以来，习近平总书记在多个重要场合对中医药作出重要论述。2016 年，在全国卫生与健康大会上强调："中医药是中华民族的瑰宝，一定要保护好、发掘好、发展好、传承好。" 2017 年，在致 2017 年金砖国家卫生部长会暨传统医药高级别会议的贺信中一再要求："要着力推动中医药振兴发展，坚持中西医并重，推动中医药和西医药相互补充、协调发展，努力实现中医药健康养生文化的创造性转化、创新性发展。"2020 年，在全国抗击新冠肺炎疫情表彰大会上的讲话中总结："中西医结合、中西药并用，是这次疫情防控的一大特点，也是中医药传承精华、守正创新的生动实践。" 2021 年，在看望参加全国政协十三届四次会议的医药卫生界、教育界委员并参加联组会时的讲话中再次强调："要促进中医药传承创新发展，坚持中西医并重和优势互补，建立符合中医药特点的服务体系、服务模式、人才培养模式，发挥中医药的独特优势。"

6. 建立健康影响评价评估制度

健康影响评估制度是落实健康优先理念、实现健康关口前移的有效政策工具，也是贯彻落实推进国家治理体系和治理能力现代化的必然要求。习近平总书记指出："要全面建立健康影响评价评估制度，系统评估各项经济社会发展规划和政策、重大工程项目对健康的影响。要完善人口健康信息服务体系建设，推进健康医疗大数据应用。"为构建适合中国国情、体现时代特征、具有新时代特点的现代公共卫生体系、为纠正和防止"左""右"摇摆的偏差提供了思想指引。《"健康中国 2030"规划纲要》中也明确提出"要全面建立健康影响评价评估制度，系统评估各项经济社会发展规划和政策、重大工程项目对健康的影响，健全监督机制"。全面建立健康影响评价制度，也就意味着方方面面都要协调，每个行业、单位、机构和个人都要参与到健康促进当中。

7. 建立健全重大疫情防控体制机制

2020 年 2 月，习近平总书记在统筹推进新冠肺炎疫情防控和经济社会发展工作部署会议上指出："在这次应对疫情中，暴露出我国在重大疫情防控体制机制、公共卫生应急管理体系等方面存在的明显短板，要总结经验、吸取教训，深入研究如何强化公共卫生法治保障、改革完善疾病预防控制体系、改革完善重大疫情防控救治体系、健全重大疾病医疗保险和救助制度、健全统一的应急物资保障体系等重大问题，抓紧补短板、堵漏洞、强弱项，提高应对突发重大公共卫生事件的能力和水平。"面对当前国际国内疫情形势的不断变化，以重大疫情防控医疗救治实际需求为导向，以提高医疗救治能力和水平为目标，借鉴国际社会应对重大疫情防控救治的有效做法，结合我国应对重大疫情防控救治的经验教训，立足基本国情，遵循客观规律，在应对重大疫情防控医疗救治时做到科学决策、精准施策，建立健全重大疫情防控体制机制，改革完善重大疫情防控救治体系。

四、预防是最经济最有效的健康策略

在人类社会发展进程中，传染病始终是生命健康的重大威胁。不管是传染病，还是慢性病，预防都是最符合成本效益的公共卫生策略，能够有效降低疾病的经济负担、患病概率。党和国家一直高度重视预防在卫生健康工作中发挥的巨大作用，"预防为主"是我国卫生健康工作的一贯方针。从新中国成立之初的四大方针到习近平总书记提出的新形势下的卫生与健康工作方针，"预防为主"这一基本方针始终没有改变，这是经过实践反复证明的治国安邦的宝贵经验，也是中国未来发展必须坚持的重要策略。

1. "预防为主"是卫生工作方针的首要策略

党的十八大以来，习近平总书记高度重视公共卫生体系建设，指出"预防是最经济最有效的健康策略"，要坚决贯彻预防为主的卫生与健康工作方针，推动预防关口前移，避免小病酿成大疫。习近平总书记多次在全国重要会议上围绕疾病预防发表重要讲话。2016 年 8 月，习近平总书记在全国卫生与健康大会上指出："要坚定不移贯彻预防为主方针，坚持防治结合、联防联控、群防群控，努力为人民群众提供全生命周期的卫生与健康服务。要重视重大疾病防控，优化防治策略，最大程度减少人群患病。"2020 年 2 月，习近平总书记在统筹推进新冠肺炎疫情防控和经济社会发展工作部署会议上指出："要坚持预防为主的卫生与健康工作方针，大力开展爱国卫生运动，加强公共卫生队伍建设和基层防控能力建设，推动医防结合，真正把问题解决在萌芽之时、成灾之前。"

在健康中国建设中，"预防为主"被摆在更加突出位置。2016 年 10 月，中共中央、国务院印发了《"健康中国 2030"规划纲要》，其中明确提出要强化覆盖全民的公共卫生服务，防治重大疾病。慢性病方面，实施慢性病综合防控战略，强化慢性病筛查和早期发现，到 2030 年，实现全人群、全生命周期的慢性病健康管理。传染病方面，完善传染病监测预警机制，继续实施扩大国家免疫规划，加强艾滋病检测、抗病毒治疗和随访管理，规范肺结核诊疗管理，积极防范输入性突发急性传染病，加强鼠疫等传统烈性传染病防控，强化重大动物源性传染病的源头治理。2021 年，在《中共中央关于党的百年奋斗重大成就和历史经验的决议》中也明确指出，要全面推进健康中国建设，坚持预防为主的方针，在新发展阶段，卫生与健康工作要更加注重预防为主和风险防范。

2. 疾病预防控制工作是落实预防为主方针的主要手段

新冠肺炎疫情严重威胁人民生命健康，影响了社会经济发展。按照习近平总书记作出的重要指示，把人民群众生命安全和身体健康放在第一位，党中央统一指挥、协调，各地区、各部门、各领域联防联控，形成了全国一盘棋的棋局思维，彰显了中国特色社会主义制度优势。与此同时，也暴露出公共卫生体系的诸多漏洞与短板，预防思想还未全面科学地落实到公共卫生体系建设中。此次抗击新冠肺炎疫情的实践再次证明，预防是最经济最有效的健康策略。

"预防为主"的健康策略，更加体现在全民主动预防上。以往，多是由政府制定、出台相关政策规定，人们"被动"接受疾病预防措施。如今，在以人民健康为中心的理念下，疾病预防需要政府部门、专业机构、公众的共同参与。政府应加强领导，优化重大疾病防控策略措施，保证预防工作的开展，积极响应"将健康融入所有政策"；专业机构要加强对疾病的监测预警，特别是对重大传染病、重大慢性病进行健康干预，实现早发现、早诊断、早干预；对于公众，需加强健康教育，提高健康素养，引导群众形成健康生活方式，实现人人参与疾病预防，人人共享预防成果。

3. 科学技术是人类同疾病斗争的锐利武器

科学技术是第一生产力，在人类同疾病斗争的过程中，无论是疾病的预防控制还是疾病的治疗，都离不开科技的支撑。在2020年初新冠肺炎疫情发生后，我国在新冠病毒毒株分离、病毒基因组测序、临床救治药物、检测设备和试剂、疫苗研发应用、新冠肺炎诊疗方案等多个方面充分依靠科技的力量，打了一场成功的疫情阻击战。2020年2月23日，习近平总书记在统筹推进新冠肺炎疫情防控和经济社会发展工作部署会议上指出："作为一种新发传染病，我们对新冠肺炎的认识还比较初步。要综合多学科力量开展科研攻关，加强传染源、传播致病机理等理论研究，为复工复产复课等制定更有针对性和操作性的防控指南。要加大药品和疫苗研发力度，同临床、防控实践相结合，注重调动科研院所、高校、企业等的积极性，在确保安全性和有效性的基础上推广有效的临床应用经验，力争早日取得突破。要加强病例分析研究，及时总结推广有效诊疗方案。要充分运用大数据分析等方法支撑疫情防控工作。"2020 年 9 月 11 日，习近平总书记在主持召开科学家座谈会时指出："现在，我国经济社会发展和民生改善比过去任何时候都更加需要科学技术解决方案，都更加需要增强创新这个第一动力。"

预防策略在实现第一个百年奋斗目标的历史进程中作出了巨大的贡献，人民群众健康水平得到极大提高。未来，我们要坚定信心，在向第二个百年奋斗目标迈进的过程中，探索具有中国特色的疾病预防道路。

五、构建人类卫生健康共同体

从习近平总书记 2013 年 3 月在俄罗斯莫斯科国际关系学院提出树立"你中有我、我中有你"命运共同体意识的重大倡议开始，"命运共同体"概念逐步从一个外交策略思路发展成为我国的国际战略理念。在十九大报告中，习近平总书记指出："构建人类命运共同体，建设持久和平、普遍安全、共同繁荣、开放包容、清洁美丽的世界。"其中的"普遍安全"就包含了全球范围内的公共卫生安全，打造人类卫生健康共同体，就是在有效整合资源、搭建框架，促进各国在医疗卫生领域的协同合作，保障人类整体的卫生安全和健康福祉。

1. 构建人类卫生健康共同体是人类命运共同体概念的前提与具体体现

共同体都具有三种特性，一是体现着普遍性、尊重文化差异和减少不平等的三重特征；二是存在于共同合作与身份认同基础之上，是对某一利益或需求进行联合的产物；三是共同体是对某一领域合理缺陷或弱点的补偿。人类卫生健康共同体的首次提及，是习近平总书记就新冠肺炎疫情向法国总统马克龙致慰问电中，表达了共同打造 "人类卫生健康共同体" 的意愿。卫生健康共同体是在尊重各国主权的前提下，通过相互协作、合作共赢实现全球的卫生健康安全，是人类命运共同体的具体化、具象化，彰显了命运与共的发展理念。同时健康作为人类生存之本，推进卫生健康事业发展也是人类命运共同体的目标之一，是实现人类命运共同体持续深化发展的重要前提。

2. 构建人类卫生健康共同体是中国积极参与全球卫生安全治理的有力展现

1978 年中国与世界卫生组织（WHO）签署了第一个技术合作备忘录，开启了与国际务实友好合作的历史。40 多年来，中国不断提升自身卫生事业建设能力的同时，还不断通过世卫组织向全球传播分享自身优秀经验与知识。无论是中国的农村卫生工作经验鼓舞了世卫组织倡导的初级卫生保健运动，还是青蒿素的成果研发对全球疟疾治疗的突破性进展，甚至是中国积极对世卫组织给予的国际应急医疗队人才输送，均是中国积极参与国际卫生事务的切实体现。2017 年，习近平总书记历史性地访问世界卫生组织，见证了《关于"一带一路"卫生领域合作的谅解备忘录》的签署。这是一个具有里程碑意义的合作备忘录，把中国和世卫组织的合作扩展到"一带一路"的沿线国家、区域以及全球层面，促进了地区及全球的卫生安全，为打造人类命运共同体作出了卫生领域的贡献。

同时，也再次表明了中国对世界卫生组织的坚定支持和积极参与全球卫生治理的担当。

3. 构建人类卫生健康共同体是全球团结抗击疫情的核心举措

新冠疫情的突袭，让世界各国都投入到抗疫战斗之中。中国在有力的自我管理与防控下逐步进入了较为稳定的"后疫情时代"，然而部分国家仍陷于疫情危机之中，中国本着公开、透明、负责任的态度，积极履行国际义务，第一时间向世卫组织、有关国家和地区组织主动通报疫情信息，第一时间发布新冠病毒基因序列等信息，第一时间公布诊疗方案和防控方案，毫无保留同各方分享防控和救治经验，尽己所能为国际社会提供援助，有力支持了全球疫情防控，体现了负责任大国的担当。2021 年，习近平总书记在全球健康峰会中发表了重要讲话《携手共建人类卫生健康共同体》，总书记提出了五项抗击疫情的重要举措，并许下中国将持续在人财物多方面支持全球范围内的团结抗疫行动的承诺，最后呼吁世界各国携手并进，共同打造人类卫生健康共同体。习近平总书记在中国共产党与世界政党领导人峰会上强调："面对仍在肆虐的新冠肺炎疫情，我们要坚持科学施策，倡导团结合作，弥合'免疫鸿沟'，反对将疫情政治化、病毒标签化，共同推动构建人类卫生健康共同体。"

人民健康是每一个人成长和实现幸福生活的重要基础，是民族昌盛和国家富强的重要标志。习近平总书记关于卫生健康的系列重要论述是新时代我国卫生健康发展的行动指南和根本遵循。通过深化医改举措、健康中国行动、卫生健康共同体倡议等多项卫生治理举措，体现了中国特色社会主义制度、理论、文化、道路的逻辑性、系统性、进步性，实现了国内卫生事业向更均衡、更高质量的水平发展，同时也面向世界分享中国经验，促进全球卫生健康的共同发展。在总书记重要论述的指导下，我国各地遵照健康中国建设的行动部署，锐意改革，积极探索，在普及健康生活，优化健康服务，完善健康保障，建设健康环境，发展健康产业，完善支撑与保障等方面做出了有益的探索和实践，形成了一批具有典型意义的案例。深入解析这些案例，总结经验，可以为相关部门和机构的实践提供借鉴，也正是贯彻落实习近平总书记重要论述的现实体现。

（重庆医科大学　蒲川　邱岚　蒲潇然　彭杨）

第一篇
疾病预防与健康干预实践探索

全面改善人居环境，探索更加有效的社会动员方式。

　　爱国卫生运动是我们党把群众路线运用于卫生防病工作的成功实践。要总结新冠肺炎疫情防控斗争经验，丰富爱国卫生工作内涵，创新方式方法，推动从环境卫生治理向全面社会健康管理转变，解决好关系人民健康的全局性、长期性问题。要全面改善人居环境，加强公共卫生环境基础设施建设，推进城乡环境卫生整治，推进卫生城镇创建。

　　摘自新华社北京 2020 年 6 月 2 日电：《习近平主持专家学者座谈会强调 构建起强大的公共卫生体系 为维护人民健康提供有力保障 李克强 王沪宁出席》

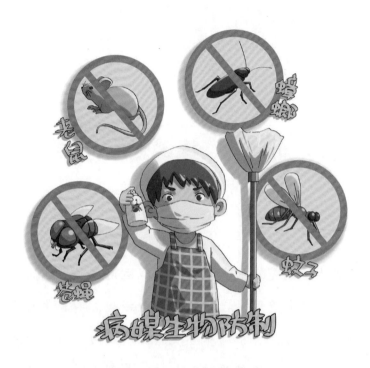

病媒生物防制

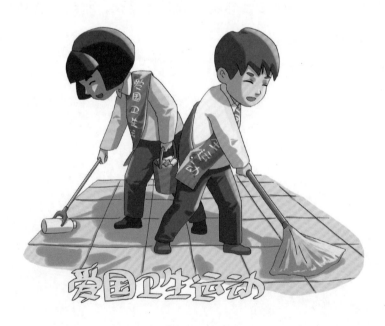

爱国卫生运动

共建美丽家园

——走进柏杨村社区爱国卫生运动"第一现场"

一、导读

新中国成立之初，我国的卫生工作面临着疾病频发、缺医少药的困境，鼠疫、霍乱、天花等烈性传染病严重威胁着人民群众的生命健康。据1950年湖南岳阳的调查资料显示，当地13.6％的人患过天花，全国当年仅天花患者便达4万余人。针对以上情况，党和人民政府高度重视卫生事业的发展，建立健全领导机构和基层组织，明确发展方针；初步建立了公共卫生制度体系；发展卫生科学教育、培养专业人才；防治重大传染性疾病；开展爱国卫生运动等，为人民群众的健康生活提供了保障。

1949年新中国成立之初，国家贯彻"预防为主"的卫生工作方针，开展群众性卫生运动。1952年春，美帝国主义在侵朝战争中，对朝鲜和我国发动了细菌战。在保家卫国的浪潮中，群众性卫生防疫运动深入发展，人民群众把这项伟大的运动称为"爱国卫生运动"。

1957年9月，党的八届三中全会进一步明确，爱国卫生运动的任务和目的是"除四害,讲卫生,消灭疾病,振奋精神,移风易俗,改造国家"。1958年2月,《人民日报》发表社论指出，以除"四害"为中心的爱国卫生运动，就是通过群众运动的方式，从除"四害"做起，普及卫生常识，破除迷信，消灭各种疾病和它们的根源，增进人民的健康。"除四害"已经受到广大人民群众的高度重视，成为爱国卫生运动卫生治理的重要内容。

在党和人民政府的领导下，广大群众积极响应，爱国卫生运动贯彻整个新中国发展史，取得了重大成就。据统计，在国民经济恢复时期（1949—1952 年），普遍开展群众性卫生运动后，仅半年时间，全国就清除垃圾 1 500 多万吨，疏通渠道 28 万公里，新建改建厕所 490 万个，改建水井 130 万眼；共扑鼠 4 400 多万只，消灭蚊、蝇、蚤共 200 多万斤，填平了一大批污水坑塘，广大城乡的卫生面貌有了不同程度的改善。

在社会主义现代化建设新时期，爱国卫生运动在国家治理和居民生活中同样具有重要意义。2009 年全国爱国卫生运动委员会、原卫生部制定并颁布《病媒生物预防控制管理规定》，作为开展有害生物防制几十年来在国家层面公开发布的第一个法律文件，标志着从"除四害"到"病媒生物预防和控制"的转变。

党的十八大以来，爱国卫生运动和"健康中国"战略中关于媒介生物及相关传染病防控要求越来越高。2014 年 5 月，全国爱卫会发布《国家卫生城市标准（2014 版）》，其中包含 3 项病媒生物控制内容，对卫生城区要求建成鼠、蚊、蝇、蟑螂的密度达到国家病媒生物密度控制水平标准 C 级要求。

2016 年 10 月，中共中央、国务院发布的《"健康中国 2030"规划纲要》是推进健康中国建设的行动纲领，体现出党中央、国务院对人民健康工作的高度重视，其中将"深入开展爱国卫生运动"纳入主要内容，提出要加强重大传染病防控以及实施以环境治理为主的病媒生物预防控制策略。

2017 年，世界卫生组织向中国政府颁发"社会健康治理杰出典范奖"，以纪念中国爱国卫生运动开展 65 周年，肯定了爱国卫生运动取得的辉煌成就。

党的十九大以来，为积极推进社会主义现代化建设，把我国建设成富强民主文明和谐美丽的社会主义现代化强国，我国关于爱国卫生运动的发展探索也进入了新阶段。

2020年4月，中央文明办发布《关于在精神文明创建活动中深入开展爱国卫生运动的通知》，指出在爱国卫生运动的基础上，追求创造更丰富的精神财富。

2020年11月，国务院印发《关于深入开展爱国卫生运动的意见》，针对爱国卫生运动面临的新形势、新任务和新挑战，全面总结长期以来特别是新冠肺炎疫情发生以来的好经验、好做法，深入分析工作中存在的短板和问题，对开展爱国卫生运动作出重要部署。

2021年8月，全国爱卫办发布《关于开展秋季爱国卫生运动为常态化疫情防控营造健康环境的通知》，指出"迅速开展灾后爱国卫生运动，全力保障大灾之后无大疫"，深入贯彻习近平总书记关于疫情防控工作的系列重要指示批示精神，全面落实党中央、国务院关于加强常态化疫情防控工作的决策部署，将爱国卫生运动与疫情常态化防控局势紧密结合，灵活运用。

以上文件的发布，彰显了我国对爱国卫生运动及其重点任务工作病媒生物预防控制的重视，也促使媒介生物可持续控制策略不断适应时代发展需求，与时俱进，开拓创新。

重庆市的病媒生物预防控制工作同样取得了显著成效。1957年11月，重庆市成立了除四害委员会，采用毒（饵）、打（鼠夹）、熏（硫磺熏下水道）三管齐下的方法，共消灭鼠类590多万只。同期，鼠疫发病率由1950年的0.68/10万下降到1952年的0.15/10万，肾综合征出血热（HFRS）的发病率由0.004 7/10万下降到0.002 2/10万，充分保障了人民生命健康。2003年5月，重庆市人民代表大会常务委员会公布《重庆市爱国卫生条例》，指出爱国卫生工作实行政府组织，属地管理，单位负责，全民参与，科学治理，社会监督的原则，促使爱国卫生运动责权分明，有序开展。2015年，重庆市加大重点病媒生物预防控制城乡均等化发展力度，首次组织开展全市百万农户统一灭鼠活动，完成了69万户的目标任务。累计整理卫生死角7.16万处，清理暴露垃圾3.9万吨，增设社区垃圾集容器9 231个，切实改善了城乡人居环境。2016年，重庆将城乡环境卫生整洁行动作为新时期爱国卫生工作的重要抓手加以推进，坚持政府组织、属地管理、部门联动、条块结合等原则，深入开展"清洁家园、灭蚊防病"春季爱国卫生运动，在全市 38 个区县开展病媒生物密度监测工作，加强蚊虫密度监测工作，提高环境卫生整治力度，及时采取物理、化学等手段，切断病源滋生源头和传播途径，推动爱国卫生运动深入开展。2021 年 3 月，重庆市人民政府发布《关于深入开展爱国卫生运动的实施意见》，指出要深刻认识爱国是核心、卫生是根本、运动是方式的爱国卫生运动内涵，坚持以人民健康为中心，政府主导、跨部门协作、全社会动员，预防为主、群防群控，着力改善人居环境，为实现健康中国重庆行动目标奠定坚实基础。2021 年 12 月，重庆市爱国卫生运动委员会办公室发布的《重庆市"迎新春"爱国卫生专项活动实施方案》，进一步将爱国卫生运动融入居民的生活当中。

在贯彻国家相关政策文件和习近平总书记"深入开展爱国卫生运动"指示精神下，重庆市积极开展爱国卫生运动卫生治理工作，形成了党的领导、多部门协作、全员参与的模式，科学开展病媒生物预防控制，培养了居民卫生意识和相关技能，切实改善了城乡人居环境。

新时期的爱国卫生运动，提倡文明健康、绿色环保的生活方式，改善人居环境，建设美丽宜居乡村，强调人与自然和谐共生的现代化，使"五位一体"总体布局与现代化建设目标更好衔接，体现了中国人民对美好生活的不懈追求。

二、实践——重庆市新时期爱国卫生运动暨病媒生物预防控制为主的可持续控制探索

"人人关爱居住环境，消除'四害'滋生条件，全民参与可持续控制，共建美丽家园"。深入开展爱国卫生运动、改善人居环境、阻断病媒传播途径是新时代卫生健康的迫切需求，更是全面建成小康社会，增进人民福祉，提升民众获得感和幸福感的重要振兴战略。

重庆市位于中国西南部、长江上游地区，是集大城市、大农村、大山区、大库区于一体的直辖市。全市常住人口 3 205.42 万人（2021 年统计数据），人口向中心城区进一步集聚，主城都市区人口占 65.90%；面积 8.24 万平方公里，其中农村面积占比 95.0%；地势由南北向长江河谷逐级降低，呈平行峡谷状；北部、东部及南部分别有大巴山、巫山、武陵山、大娄山环绕，西北部和中部以低山、丘陵为主。重庆市是"一带一路"战略支点和开放高地，是重要口岸门户和渝新欧铁路起点，有着优越的地理位置和高定位的战略布局，同时也为病媒生物防制带来巨大挑战。首先，重庆市属于亚热带季风性温润气候，森林植被丰富，水域资源优渥，气候温和，春早冬暖，夏热秋凉，空气湿润、降水充沛，适合蚊、老鼠、苍蝇、蟑螂的孳生和生长。其次，局部地区生态环境改变，如兴修水利、砍伐森林、退耕还林等活动打破了原有病媒体 – 媒介 – 宿主的生态平衡，病媒生物孳生地及重要习性发生变化。再则，"一带一路"人员贸易往来愈加频繁，全球化及人口流动增加，容易造成病媒生物及病源的扩散和传播。截至 2021 年，重庆市仍有疟疾和登革热病例发生。

根据重庆市农村居民人居环境中病媒生物控制调查数据显示，2015—2017 年居民厨房蟑螂若虫、蟑螂活卵鞘、蟑迹、鼠迹、苍蝇的阳性房间率维持在较高水平，分别为：45.0%~60.0%、20.0%~35.0%、25.0%~45.0%、45.0%~55.0%、65.0%~75.0%。厨房蟑螂若虫、蟑螂活卵鞘、蟑痕密度分别维持在 0.35~0.50 个 /m^2、0.35~0.40 个 /m^2、0.30~0.40 个 /m^2。根据病媒生物密度控制水平 C 级标准（2011 版），重庆市蟑螂、老鼠和苍蝇病媒生物密度控制水平未达到相应标准，亟须采取综合性防治措施，提升重庆市农村地区病媒生物防控水平。

病媒生物防制是爱国卫生工作的重要任务之一。原来以群众运动和行政指令为主的旧模式逐渐显露弊端。各级爱卫工作人员在该项防制工作中既是指挥员，又是战斗员，还是裁判员，往往声势大、花钱多、时间短、技术指导不到位、责任不明确，效果不尽如人意。近年来重庆市不断探索与完善爱国卫生运动暨病媒生物防制为主的体系和模式，现已建立以病媒生物防制项目为主体，采用"政府买单、爱卫办组织、部门间协助、社区参与和动员、专业机构服务、疾控部门技术指导、群众参与"的模式（以下简称"市级病媒生物防制模式"）。

自 2016 年全国病媒生物监测调整和扩大以来，重庆市每年有几个国家病媒生物监测点（沙坪坝区一直是其中之一）和数个市、区级监测点，监测内容也由原来的生态学监测逐渐发展到生态学监测 + 抗药性监测 + 病原学监测的综合性监测模式。满足了新时代病媒生物类传染病防控工作的需求，发挥病媒生物监测的最大效能，提高以病媒生物类传染病防控为重点的突发公共卫生事件应急处置能力。进一步探索适合本地情况有效的、可持续的新型病媒控制模式和策略。

1. 沙坪坝区井口街道柏杨村社区病媒生物防制模式

沙坪坝区是重庆市首个国家病媒生物监测点，也是首批建成并通过重庆市验收的病媒生物实验室的市辖区。自 2018 年以来，连续 4 年承担国家病媒生物生态学监测（井口街道柏杨村社区作为其中一个监测点）和抗药性监测工作，2021 年承担重庆市首批国家病原学监测工作。沙坪坝区以创建和巩固全国卫生城区和健康城市为基础，采用"市级病媒生物防制模式"，认真按照国家、重庆市相关病媒生物监测方案积极组织和开展监测工作。病媒生物防制模式参考 2017—2030 年全球病媒生物控制对策中的适合当地情况的有效和可持续病媒控制模式，详见图 1。

井口街道柏杨村社区位于沙坪坝区井口街道瓦窑沟 78 号，属于沙坪坝区的城乡结合地。占地面积 0.73 平方千米，绿化面积 0.30 平方千米，总户数 1 821 户，户籍人口数 3 513 人，以退休老年人为主，占 74.5%。该社区是由 3 个无物业管理、无电梯的老厂家属区（中国重汽集团重庆燃油喷射系统有限公司 11 栋居民楼、重庆民丰化工有限公司 22 栋居民楼、重庆磨床有限责任公司 22 栋居民楼）、社区居委会、社区绿化用地、居民休闲区等组成，属于典型的单位型老旧社区。在未深入开展爱国卫生运动前，柏杨村社区存在居民楼及公共场所房屋破旧，

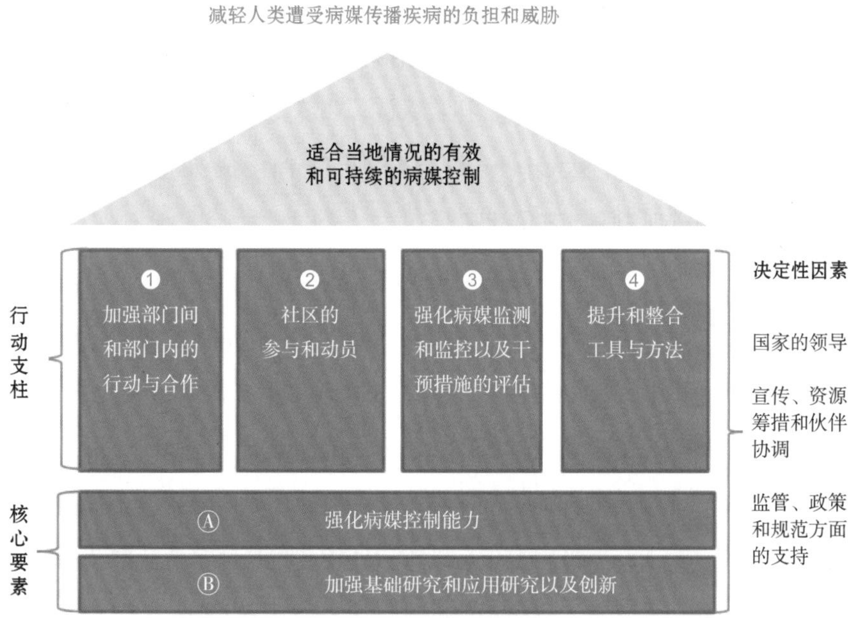

减轻人类遭受病媒传播疾病的负担和威胁

图1 沙坪坝区病媒生物防制模式示意图

居民无休息娱乐的场所，居民楼道间乱堆乱放，背街小巷遍地垃圾，路面多处坑洼，花园杂草丛生，垃圾站臭味熏天，蚊、苍、蟑螂和老鼠肆意横行等脏、乱、差情况。近几年来，随着创建全国卫生城区和健康城市的推进，柏杨村社区爱国卫生运动正持续、深入地部署和开展，发生了翻天覆地的变化!

（1）上下联动，深入开展爱国卫生运动，开展环境治理、改善人居环境。创建和巩固全国卫生城区和健康城市是完善公共设施、开展环境治理、改善人居环境、增进人民健康、提升城市形象的重大举措和重要抓手，也是人民群众热切期盼的民生工程。沙坪坝区在全国卫生城区和健康城市的创建和巩固期间，区政府认真落实《国务院关于加强爱国卫生工作的决定》，把爱国卫生工作纳入议事日程，列入社会经济发展规划，积极落实和部署；区爱卫办全力落实人员和经费，协调各部门开展全国卫生城区和健康城市创建工作；重庆市沙坪坝区疾病预防控制中心（以下简称区疾控）负责技术指导和督导考核工作；井口街道和柏杨村社区居委会配备专职爱国卫生工作人员和社区志愿者，开展具体创建工作，并定期组织居民开爱国卫生运动学习；社区居民广泛参与社区公共设施建设、环境改造和治理。井口街道柏杨村社区正一点一滴进行全面改造：维修路面、清理水沟、修补墙面、补栽绿植、环境美化、清运垃圾、新增和维修休闲娱乐区等，完成了大大小小 100 余次整治和自治，成功完成"美丽蝶变"，被沙坪坝新闻频道列为重点宣传社区。

治理后的小区环境方面：道路宽敞明亮，街前屋后整洁干净，居民楼道井然有序，垃圾中转站卫生环保，荒草坝变成老人和小孩的运动和娱乐场所，新增居民纳凉凉亭和小区公共休闲区。改善后的居民素养方面：居民不乱扔垃圾，不在公共区域吸烟、乱扔烟头，选择绿色环保的低碳方式，社区环卫工作由井口街道聘请专职清洁人员进行日常保洁，小区组建环境监管委员会持续做好环境卫生工作。在深入开展爱国卫生运动方面：柏杨村社区坚持从细节抓起，从小事做起，一件一件落实，一项一项推进，切实提升民生福祉，着实把柏杨村社区建成了适合居民生活养老的美丽家园（图 2—图 7）。

（2）深入开展病媒生物监测工作，利用监测结果指导社区开展病媒生物防制和自治。病媒生物监测是新时期实施病媒传播疾病预防和控制的重要手段，更是落实习近平总书记深入开展爱国卫生运动的重点任务工作。自 2018 年以来，柏杨村社区已连续 4 年开展了 4 种病媒生物（老鼠、蚊、苍蝇、蟑螂）监测，是重庆市病媒生物监测的一个重要示范社区。

沙坪坝区爱卫办落实病媒生物防制的组织、管理、制订方案并落实经费保障，区疾控根据病媒生物消长周期，制定监测计划，指导专业机构开展蚊、苍蝇、老鼠和蟑螂的生态学监测工作，并根据监测结果进行预测和评估，指导柏杨村社区落实病媒生物防制工作，柏杨村社区居民参与到病媒生物防制，齐心协力共同筑起病媒生物防线。

首先，区疾控按照病媒生物监测方案，采用不同监测方法（老鼠采用粘鼠板法；蟑螂采用粘捕法；苍蝇采用笼诱法；蚊密度监测分为成蚊监测和幼蚊监测，成蚊监测采样诱蚊灯法和双层叠帐法，幼蚊监测采用布雷图指数法）在柏杨村

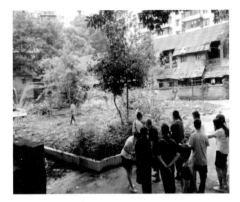 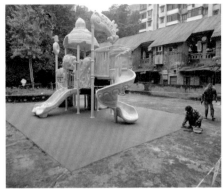

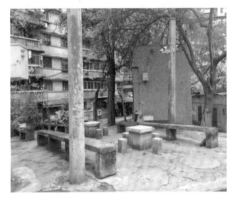 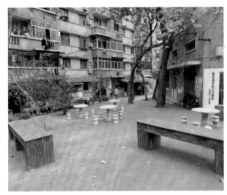

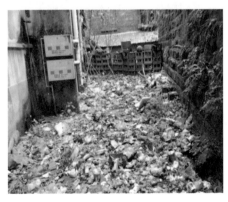 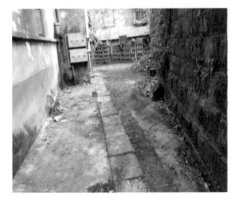

2	3
4	5
6	7

图 2 改造前荒草坝
图 3 改造后的休闲娱乐区
图 4 改造前公共休闲区
图 5 改造后公共休闲区
图 6 环境治理前背街小巷
图 7 环境治理后背街小巷

社区开展病媒生物监测工作，现场监测情况，见图8—图13。2018—2021年柏杨村社区病媒生物学监测趋势显示：除2021年成蚊密度水平高于历年外，但仍在较安全和可控制水平，其他病媒生物密度水平均呈逐年下降趋势。结合该社区抗药性监测结果查找可能原因，一是社区成蚊出现较高的抗药性，对菊酯类灭蚊剂敏感性下降；二是2021年社区在新冠疫情人员排查方面投入时间和精力较多，对外环境蚊防制有所减弱。

其次，区疾控运用柏杨村社区病媒生物监测结果，开展风险评估，根据不同病媒生物季节消长和长期变化趋势制定相应防制措施，从技术层面指导社区居委会和居民开展病媒生物防制和自治，见图14—图19。包含春、秋季统一灭鼠，春季灭蚊和夏季"三灭"等季节性防控措施和日常防制管理措施等。指导社区及时清理病媒生物孳生环境，如垃圾桶、垃圾站、下水道、阴沟，外环境地面积水和水容器等，及时发现和堵塞鼠洞；增加外环境鼠药投放点和投放频次、绿化带和居民活动区安装灭蚊灯等设施；指导居民清理房间、楼道垃圾，家中植物、盛水容器等病媒生物孳生地，安置防蚊纱窗、蚊帐；门、窗漏洞及其他连接缝隙增设铁皮防止老鼠进入，在家中放置粘鼠板、防蟑胶饵、灭蝇工具；根据当年蚊抗药性监测结果指导居民选择抗药性低的灭蚊剂等。

（3）以健康社区建设为抓手，长期广泛群众动员，开展社区病媒生物防制宣传教育。柏杨村社区大部分居民是企业退休职工，年龄结构趋向老年化。部分老人文化水平不高，不宜一次性集中组织居民开展宣传教育。区疾控工作人员在社区工作人员陪同下，利用病媒生物监测时间，经常向社区居民发放防蝇灭鼠小礼品，讲解病媒生物防制小知识，获得了社区居民的信任和支持。在获得居民信任的前提下，区疾控工作人员以健康社区建设为抓手，在居民经常聚集的休闲区，运用通俗易懂的语言，配合宣传手册开展病媒生物防制宣传。对老鼠、蟑螂、蚊、蝇、跳蚤等病媒虫害的防范措施、杀灭方法等知识进行耐心讲解。还会根据居民家中可能存在的"四害"提供防制妙招，比如：在泡菜坛水封区加一勺食盐可减少蚊幼虫孳生；在老鼠经常出没的地方投放用米饭、食

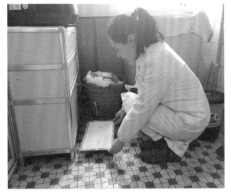
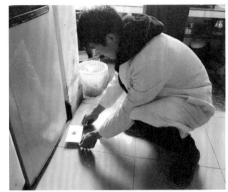
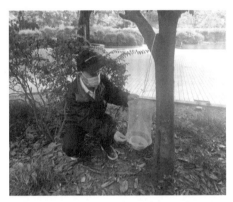
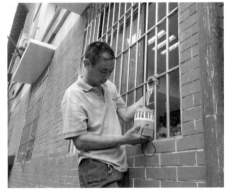
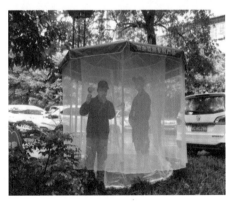
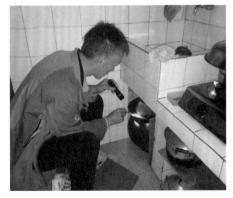

8	9
10	11
12	13

图 8　　鼠——粘鼠板法

图 9　　蟑螂——粘捕法

图 10　　苍蝇——笼诱法

图 11　　外环境成蚊——诱蚊灯

图 12　　外环境成蚊——双层叠帐法

图 13　　内环境幼蚊——布雷图指数法

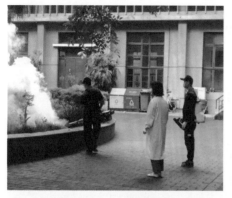
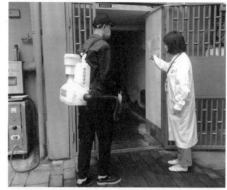
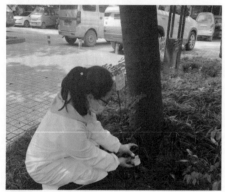
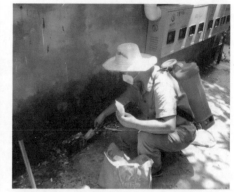
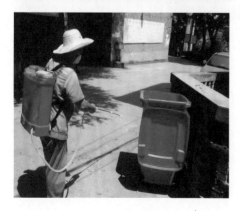
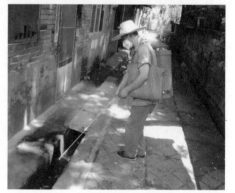

14	15
16	17
18	19

图 14 指导社区开展外环境消杀
图 15 指导社区开展居民楼消杀
图 16 安置诱蚊诱卵器
图 17 投放鼠药
图 18 垃圾桶消杀
图 19 下水道、阴沟消杀

用油和水泥制作的食物，老鼠食用后会死亡等。柏杨村社区在病媒生物防制方面的宣传还得到重庆广电第一眼等大众媒体报道。通过长期、多次的病媒生物防制培训宣传，提高柏杨村社区居民对病媒生物的认识，普及了病媒生物常见防制措施和方法。增强了社区居民防媒控媒的本领，从而减少和杜绝媒介传染病的发生。另外，通过大众媒体舆论宣传，在全社会广泛群众动员，营造良好病媒生物防制导向和氛围，在新时代病媒生物防制工作方面做到家喻户晓、人人皆知、人人参与，见图20—图21。

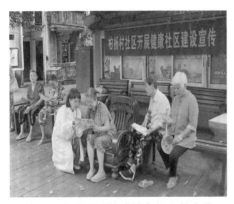

图20　向居民开展病媒生物防制宣传

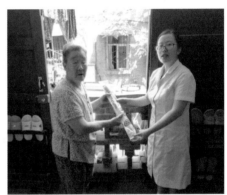

图21　向居民发放病媒生物防制礼品

2. 分析

根据柏杨村社区深入开展爱国卫生运动实践案例，从内、外部两方面对重庆市爱国卫生运动暨病媒生物防制工作各层级进行分析，以进一步加深了解和认识。

2.1　外部支撑——新时代下国际、国内、重庆市爱国卫生运动政策的支持

（1）实施新时代病媒生物可持续防制模式，持续推进爱国卫生运动的开展。2016年，中共中央、国务院印发了《"健康中国2030"规划纲要》，要求实施以环境治理为主的病媒生物预防控制策略，到2030年，努力把我国农村建设成

为人居环境干净整洁、适合居民生活养老的美丽家园。2017 年，WHO 发布了《全球病媒控制对策 2017—2030》，指出：媒介控制是预防重大病媒传播疾病传播的有效方法，通过适合当地情况的有效和可持续病媒控制来减少病媒传播疾病负担和威胁。媒介生物综合治理的过程应有较好的成本效益，有监测媒介生物种群和疾病传播强度的指标，采用与当地卫生体系协调的可持续性好的措施。2021 年，中共中央、国务院印发的《深入开展爱国卫生运动的意见》和重庆市人民政府印发的《深入开展爱国卫生运动的实施意见》均指出：爱国卫生运动其中一项重点任务是强化病媒生物防制，要坚持日常防制和集中防制、专业防制和常规防制相结合，健全病媒生物监测网络，积极开展以环境治理为主、药物防制为辅的病媒生物防制工作。强化病媒消杀队伍建设，提升病媒生物防制能力。

在政策的引领下，重庆市建立了以"政府主导、跨部门协作、全社会动员，预防为主、群防群控"的爱国卫生运动方针。本案例选取了具有代表性的重庆市城乡结合地的井口街道柏杨村社区为示范社区，该社区实施以环境治理为主的病媒生物预防控制策略，建立了"市级病媒生物防制模式"。包含以卫生城区和健康城市建设和巩固为抓手，逐步完善社区公共设施、开展环境治理、改善居民人居环境，深入开展爱国卫生运动病媒生物监测，利用监测结果指导社区开展病媒生物防制和自治以及健康教育等。该社区在社区环境综合治理方面成果显著。一是建成了适合养老的美丽家园。社区新增室外休闲运动场地、居民纳凉凉亭和公共休闲区，道路宽敞明亮，街前屋后、居民楼道整洁干净，垃圾中转站管理有序。二是通过病媒生物监测结果指导社区和居民开展有针对性病媒生物防制整治和自治，连续 4 年病媒生物密度水平逐年下降。三是通过区疾控和社区居委会的宣传教育，社区居民在病媒生物防制、普及绿色环保、健康积极的生活方式等方面的认知进一步提升；通过大众媒体的宣传和推广，意在全社区广泛动员居民参与，营造良好爱国卫生运动导向和氛围。

（2）加强爱国卫生工作体系建设，构建全方位、多层次爱国卫生运动联动新格局。2021年，国务院印发的《深入开展爱国卫生运动的意见》中明确提出，各地一是要加强爱国卫生组织机构建设。健全省、市、县各级爱卫办工作网络，明确各级承担爱国卫生工作的机构，配齐配强人员。二是全力保障爱国卫生工作各项经费。各地爱卫会要积极协调地方财政部门将爱国卫生工作经费纳入财政预算全额安排，对工作成效显著的基层爱国卫生机构、单位和个人给予嘉奖，促进爱国卫生工作向纵深发展。

本案例中柏杨村社区爱国卫生运动工作，从人力、财政、技术支持和经济效益方面均得到充分的支持和保障。经费方面，由沙坪坝区财政部门资金划拨和国家病媒生物监测项目经费作双重保障，仅病媒生物防制经费方面，沿袭创全国卫生城区机制，每年投入专项经费150万元（78万元用于各镇街重点公共外环境媒介防制，23万元用于购买"四害"消杀药物，49万用于开展病媒生态学国家和重庆市监测项目）。人力方面，沙坪坝区自上而下，区政府、区爱卫办、区相关部门、街道办事处、社区居委会均配齐爱国卫生运动专职骨干，加强和确保上下、部门间的组织、协调及落实。技术方面，区疾控作为病媒生物防制技术指导部门，建立了重庆市首个通过市级验收的病媒生物实验室，先后制定了18种病媒生物防制技术方案，配备和培养专业骨干，先后到中国疾控、市疾控进修学习，以提升病媒生物防制水平。政府以购买服务的方式招标专业公司，选择多年从事病媒生物防制、口碑良好、有信誉的公司，参与病媒生物监测服务。经济效益方面，以柏杨村社区为例，通过爱国卫生运动和病媒生物防制，社区居民人居环境变美了、病媒生物防制水平提高；同时，通过大众媒体的广泛宣传和动员，营造良好爱国卫生运动氛围，人人参与病媒生物防制，降低和减少了大众媒介传染病的传播风险以及疾病负担，用较低的投入实现较大的社会经济效益。

柏杨村社区爱国卫生运动仅是重庆市爱国卫生运动的一个示范案例，其拥有创建全国卫生城区和健康城市、国家病媒生物监测项目的人力、物力和财政保障，具备病媒生物防制强大的技术支撑。但重庆市其他区县，特别是农村地区，爱国卫生工作仍存在许多不足，需要进一步加强爱国卫生运动体系建设、积极落实人力、财政、物资等保障，广泛动员、群防群控，构建从部门到地方、从社会到个人，全方位多层次推进爱国卫生运动的整体联动新格局。

2.2 内在差异——深入开展爱国卫生运动战略定位影响病媒生物可持续控制发展模式

（1）需求侧：改善人居环境，共建美丽家园是人民群众的中国梦。人居环境是人类工作劳动、生活居住、休息游乐和社会交往的空间场所，其形成是社会生产力的发展引起人类的生存方式不断变化的结果。随着社会经济水平提升、城市化进程加快以及人口增长，我国人居环境面临巨大压力。改善人居环境是人民群众的迫切需求，共建美丽家园则是人民群众的中国梦；也是我国坚持以人民健康为中心，深入开展爱国卫生运动的内在要求。它不仅关系到广大人民的健康福祉和社会文明和谐，更关乎全面建成小康社会和国家稳定发展大局。深入开展爱国卫生运动，立足改善人居环境，提高环境综合治理水平是一项涉及面广、内容多、任务重的系统工程，更是功在当代、惠泽千秋的民生工程，必须践行以人民为中心的发展理念，从"人民期盼"出发，以"人民满意"落脚，既要坚持问题导向，逐步解决群众关心的人居环境痛点难点，更要坚持群众视角，充分尊重群众意愿，发动群众热情参与。同时，要有效整合各方资源力量，建立起包括政府、部门、技术力量、广大人民群众以及相关各方在内的共谋、共建、共管、共评、共享的多元体制机制。解决好环境整治、公共设施建设、垃圾处理、污水治理、家园美化绿化、道路硬化、病媒生物防控等突出人居环境问题，努力实现美丽家园建设目标，让广大人民群众拥有更多获得感、幸福感。

（2）供给侧：爱国卫生运动和病媒生物防制供给侧结构性改革变化。自新中国成立以来，我国经历了建国初期爱国卫生运动的媒介生物防控、改革开放后的媒介生物综合治理以及新世纪的媒介生物可持续控制策略三个不同历史阶段，爱国卫生运动的病媒生物防制的供给侧也从第一个历史阶段的人民政府、中央和地方防疫委员会等政府部门逐渐发展扩大到爱卫办及其他各级行政部门、街道办、社区居委会、村委会等行政部门，第三个阶段更是将疾控部门和专业服务公司作为病媒生物防制技术指导和支撑的供给侧。不同历史时期爱国卫生运动和病媒生物防制工作的供给侧结构也在发生改革和变化，以顺应和满足该时期工作需求。目前，重庆市爱国卫生运动工作病媒生物防制的供给侧主要由市、各区级区人民政府、爱卫办以及各行政部门、街道办、社区居委会、村委会等行政部门，疾控部门和专业服务公司组成。以实现多部门参与的供给侧模式，自上而下，主导、部署和落实，引入技术和购买服务，积极发动群众，真正形成联防联控、群防群控的工作局面。虽然重庆市爱国卫生运动和病媒生物防制工作前期取得了较大成就，但与社会经济的发展和人民群众的需求还存在一定差距。在供给侧方面存在的问题包括：部分区级政府重视程度还有待提高，多部门协调配合较差、职责分工不清晰，街道、社区、村委会工作落实不到位；病媒生物防制机构及网络仍需完善、病媒生物监测、控制技术和策略创新研究不足、专业公司服务不到位；还需进一步拓宽渠道保障爱国卫生运动和病媒生物防制经费投入；供给侧未能全面发动社会力量开展工作等。

当今，我国爱国卫生运动和病媒生物可持续控制工作任重道远。我们应正视爱国卫生运动领域存在的主要问题与挑战，以及新时代人民对美好人居环境需求的向往。与时俱进、不断解决、更新和完善，进一步加强各层级爱国卫生运动工作，积极探索爱国卫生运动以及媒介生物可持续控制策略，全面改善人居环境，共建美丽家园，最大限度地保护人群的身体健康和生命安全，早日实现"中国梦"。

三、评析和展望

随着经济的快速发展，受全球化、气候变化、城市化、杀虫剂抗性及生态环境变化等自然、社会及管理等多重因素的影响，重庆市病媒传播疾病呈现出一些新的流行态势，爱国卫生运动中病媒生物监测与控制工作面临着行政管理与技术支持的双重挑战，在发展的过程中存在部门间协调障碍，分工混乱，不能很好地落实；病媒生物防制机构及网络仍不健全；经费短缺；未能全面发动社会力量进行病媒生物防制；病媒生物产生抗药性；病媒生物监测、控制技术和策略创新研究不足；城市化为病媒传播疾病流行提供便利等问题。为了解决上述问题，更好地推进爱国卫生运动及病媒生物的可持续控制与综合治理策略创新发展，提出以下几个方面的建议。

一是进一步健全规章制度、标准体系和控制规划，完善防控工作机制，明确各方工作责任，强化督导检查。我国第一个病媒生物控制法律文件是由全国爱卫会、原卫生部制定并颁布的《病媒生物预防控制管理规定》，从 2010 年 1月 1 日起生效实施，为全国城乡病媒生物治理的实际工作提供了法律方面的指导，明确了病媒生物防制的规范化要求与各部门分工，但是重庆市当前病媒生物防控相关规章制度、标准体系、控制规划及工作机制尚不健全，各方责任落实及督导考核工作仍需进一步加强。二是以媒介生物综合治理策略为基础，切实推广及落实媒介生物可持续控制策略。当前我国病媒生物控制遵循媒介生物综合治理基础上的可持续控制策略，病媒生物综合治理以环境治理为基础，化学防治为主要手段，因时因地采用相应的治理措施。可持续控制策略是基于可持续控制的理念，开展及时、有效的病媒生物监测，对病媒生物及相关疾病作出切实的风险评估和控制规划，综合、有序地选择环境控制技术和措施，始终实施监测指导下的病媒生物控制和管理，目标是将病媒生物长期控制在不足为害的水平。综合治理强调多种方法的结合，而可持续控制更多的是关注可持续性，关注当前的方法对于今后媒介控制的影响，病媒生物综合治理为可持续控制策略的核心组成部分，是落实可持续控制策略的具体体现。虽然媒介生物可持续控制策略已提出多时，但实际工作中的媒介生物控制并未过多考虑方法的可持续性及当前方法对今后的影响，重庆市需进一步加强策略的推广及执行力度。三是强化人力资源、经费及设备设施投入。针对重庆市当前病媒生物监测及防控人、财、物相对匮乏的问题，应建立媒介防控队伍建设及资金保障的长效机制，有组织、有计划地进行各种专业机构、各种形式的专业技术人员培训，提高病媒生物控制的可持续性。四是将专业防制与群众运动相结合。在我国病媒生物控制的组织实施架构中，国家卫生健康委员会、全国爱卫会为政府协调机构，疾控部门为技术支持部门，专业公司为服务机构，社会各界及社区居民共同参与病媒控制。当前，重庆市部分地区关于病媒生物危害性及防控的宣传教育不足，部分公众卫生意识和防病意识不到位，爱国卫生除害防病行动的全民参与度不高。所以，应强化宣传教育工作，积极发动群众，组织开展群众性的除害灭病活动。此外应充分发挥市场化作用，鼓励社会化专业服务机构发展，规范其服务行为，真正形成联防联控、群防群控的工作局面。五是解决病媒生物抗药性。当前，由于杀虫剂的使用缺乏系统性和科学性指导，病媒生物杀虫剂的抗性问题日益严重，对病媒传播疾病的防控构成极大挑战，一些原本得到控制的病媒生物，如臭虫等，重新出现并威胁居民健康。重庆市应该通过药剂标准化、器材标准化、试虫标准化，并对监测点进行过程质量控制，为杀虫剂抗性治理、科学使用杀虫剂提供科学数据。

病媒生物仍将与人类长期共存，病媒传播疾病的风险长期存在，针对病媒传播疾病的防控工作丝毫不能放松，重庆市应正视病媒生物监测与控制领域存在的主要问题与挑战，依照病媒生物可持续控制策略，全面推进病媒生物监测与控制工作的可持续发展，从社会、经济和自然方面协调人与自然的和谐发展，以人为本，控制病媒传播疾病的发生，减少媒介对人类的骚扰，提高居民的生活质量；同时保护环境和媒介的敏感性，实现人与自然和谐发展。

四、政策梳理

● 2009 年 10 月　全国爱国卫生运动委员会、中华人民共和国卫生部制定并颁布《病媒生物预防控制管理规定》

第二条 本规定所称病媒生物是指能够将病原体从人或者其他动物传播给人的下列生物：（一）蚊；（二）蝇；（三）蟑螂；（四）鼠；（五）省级以上爱国卫生运动委员会规定的其它病媒生物。

第五条 病媒生物预防控制工作遵循以环境治理为主的综合预防控制原则，坚持政府组织与全社会参与相结合、鼓励个人和家庭搞好居家卫生的方针。

第六条 病媒生物预防控制工作实行单位责任制。机关、企业、事业单位和居民委员会、村民委员会等要建立日常的病媒生物预防控制制度，采取有效措施，控制病媒生物密度，清除病媒生物孳生地，防止病媒生物孳生、繁殖和扩散，避免和减少病媒生物危害的发生。

第十三条 县级以上地方爱卫会要组织专业机构对病媒生物预防控制效果进行评估，对发现的问题要及时采取措施予以解决；有责任单位的，要及时责令整改。

● 2014 年 5 月　全国爱卫会发布《国家卫生城市标准（2014 版）》

（三十八）贯彻落实《病媒生物预防控制管理规定》，建立政府组织与全社会参与相结合的病媒生物防控机制，机关、企事业单位和社区定期开展病媒生物预防控制活动，针对区域内危害严重的病媒生物种类和公共外环境，适时组织集中统一控制行动。建成区鼠、蚊、蝇、蟑螂的密度达到国家病媒生物密度控制水平标准 C 级要求。

（三十九）掌握病媒生物孳生地基本情况，制定分类处理措施，湖泊、河流、小型积水、垃圾、厕所等各类孳生环境得到有效治理。

（四十）开展重要病媒生物监测调查，收集病媒生物侵害信息并及时进行处置。重点行业和单位防蚊蝇和防鼠设施合格率≥95%。

● **2016 年 10 月　中共中央、国务院发布《"健康中国 2030"规划纲要》**

第十三章　深入开展爱国卫生运动

第一节　加强城乡环境卫生综合整治

持续推进城乡环境卫生整洁行动，完善城乡环境卫生基础设施和长效机制，统筹治理城乡环境卫生问题。加大农村人居环境治理力度，全面加强农村垃圾治理，实施农村生活污水治理工程，大力推广清洁能源。

第二节　建设健康城市和健康村镇

把健康城市和健康村镇建设作为推进健康中国建设的重要抓手，保障与健康相关的公共设施用地需求，完善相关公共设施体系、布局和标准，把健康融入城乡规划、建设、治理的全过程，促进城市与人民健康协调发展。

● **2020 年 2 月　全国爱国卫生运动委员会办公室发布《关于深入开展爱国卫生运动 做好新冠肺炎疫情防控工作的通知》**

各地要进一步结合本地疫情形势，针对复工复产后的生产、生活、购物、交通及居家等环境，采取网格化管理、包片包干、分区域分时段推进等方式，既要避免开展人群聚集式活动，又要充分发挥爱国卫生运动的统筹协调作用，广泛动员各部门、各单位和广大人民群众深入持久参与爱国卫生运动，做实做细做好环境卫生整治、病媒生物防制和科普宣传等当前重点工作，为早日全面战胜新冠肺炎疫情营造良好环境。

● 2020 年 3 月　全国爱卫办、中央文明办、生态环境部、住房和城乡建设部、农业农村、国家卫生健康委、全国总工会、共青团中央、国妇联联合发布《动员广大群众积极参与爱国卫生运动的倡议书》

　　爱国爱家，守望相助。弘扬爱国主义精神，树立健康强国理念，强化主人翁意识，热爱家园、热爱生活，凝心聚力、共克时艰。

　　人人动手，美丽家园。传承爱卫优良传统，大力开展全民大扫除，做好垃圾分类，使用卫生厕所，清理卫生死角，清除病媒生物。净化居家、工作场所和公共空间，创造干净、整洁人居环境。

　　摒弃陋习，预防疾病。勤洗手、戴口罩、常通风，不随地吐痰、不乱倒垃圾，咳嗽、打喷嚏时用纸巾或肘袖遮掩口鼻。强化生态文明意识，养成健康饮食习惯，推广分餐公筷，拒食野生动物。

　　健康生活，幸福未来。注重合理膳食、适量运动、戒烟限酒、心理平衡，做到饮食有节、起居有常、动静结合、心态平和，当好自己健康第一责任人，养成文明健康、绿色环保的生活方式。

　　春回大地时，疫霾消散日。让我们坚韧不拔、持之以恒，全民动员、携手共治，提升文明素质、弘扬时代新风，用健康体魄，建设美丽家园，拥抱幸福生活，共享健康中国！

● 2020 年 4 月　中央文明办发布《关于在精神文明创建活动中深入开展爱国卫生运动的通知》

　　各级文明办要提高思想认识、找准工作定位，把爱国卫生运动作为精神文明创建活动的重要内容，结合本地区本部门实际研究制定工作方案和实施细则，发挥文明委统筹协调的工作优势，会同爱卫办等部门，加强联络沟通、工作指导、督促考核，组织媒体及时宣传经验成效，推动爱国卫生运动各项任务落实到城乡基层。

● 2020年6月 教育部发布《关于深入开展新时代校园爱国卫生运动的通知》

一、弘扬爱国卫生运动精神

要深刻认识爱国是核心、卫生是根本、运动是方式的爱国卫生运动内涵，结合教育工作实际，丰富新时代校园爱国卫生运动的内容和形式，推动校园爱国卫生运动从环境卫生治理向师生健康管理转变。深入开展爱国卫生运动中蕴含的爱国主义和集体主义教育，弘扬新时代伟大抗疫精神，紧密结合校园精神文明创建活动，将文明卫生教育与热爱祖国、热爱家乡、热爱校园、热爱生活相结合，引导广大师生培养爱国之情、砥砺强国之志、实践报国之行。

● 2020年6月 全国爱卫办发布《关于深入开展爱国卫生运动强化市场环境整治的通知》

各地要进一步提高认识，坚决贯彻落实党中央、国务院决策部署，积极采取有效措施，巩固当前来之不易的疫情防控成效，坚决防止疫情扩散蔓延。要持续强化爱国卫生运动，全面加强农贸市场等各类重点场所的环境卫生综合整治，落实环境消杀措施，打造整洁、卫生的城乡环境，降低传染病通过环境传播的风险。

一、开展市场环境综合整治

各地要把维护人民群众健康放在第一位，充分发挥爱国卫生运动的组织动员优势，发动各部门各单位，加强风险排查，认真落实国务院联防联控机制综合组印发的《关于全面精准开展环境卫生和消毒工作的通知》（联防联控机制综发〔2020〕195号），协调发动有关部门，开展市场及其周边的环境整治工作。一是全面整治市场所有摊位及市场周边的环境卫生，强化日常清扫保洁制度，及时清运垃圾，保持垃圾暂存地周边清洁。二是在专业部门指导下落实好市场清洁消毒等防控措施，保持室内空气流通，对操作台面、下水道、垃圾桶、卫生洁具、工作服等高频接触部位和市场内公厕、水池、垃圾收集点、运输车辆等定时进行清扫保洁和消毒。三是加强垃圾储运、污水处理、给排水、厕所等基础设施建设和维修维护，配备方便的洗手设施和清洁用品，保障市场硬件设施设备运转良好。四是鼓励有条件的市场通过委托第三方机构等方式定期开展市场内外环境监测，做到早发现、早处置，消除传染源，杜绝各类传染病疫情的发生。

● 2020 年 11 月　国务院印发《关于深入开展爱国卫生运动的意见》

二、完善公共卫生设施，改善城乡人居环境

（七）强化病媒生物防制。健全病媒生物监测网络，加强病媒生物监测，发生传染病疫情时增加监测频率、扩大监测范围，及时掌握病媒生物密度、种属和孳生情况，科学制定防制方案。坚持日常防制和集中防制、专业防制和常规防制相结合，积极开展以环境治理为主、药物防制为辅的病媒生物防制工作。消除病媒生物孳生环境，切断传染病传播途径，有效防控登革热、寨卡病毒病等媒介传染病。强化病媒消杀队伍建设，提升病媒生物防制能力。

● 2021 年 1 月　全国爱卫会印发《关于贯彻落实＜国务院关于深入开展爱国卫生运动的意见＞的通知》

一、充分认识《意见》的重大意义

多年来，爱国卫生运动不断强化党的领导，坚持政府主导、部门协作、全社会动员，组织开展了一系列卫生环境综合治理活动，城乡环境卫生状况持续改善，群众健康素养水平明显提升，疾病防控取得显著成效，特别是在新冠肺炎疫情防控中发挥了重要作用。

三、加强爱国卫生工作体系建设

当前，各地普遍存在组织机构弱化、人员队伍弱化、协调功能弱化等情况，难以适应新时代爱国卫生运动的需要，亟待进一步加强体系建设。各地爱卫会要积极向当地党委、政府汇报，认真贯彻落实习近平总书记指出的"各级党委和政府要把爱国卫生工作列入重要议事日程，在部门设置、职能调整、人员配备、经费投入等方面予以保障"的重要讲话精神和《意见》有关要求，健全完善体制机制，加快构建职能科学、事权清晰、指挥顺畅、运行高效的爱国卫生工作体系。

● 2021 年 8 月　全国爱卫办发布《关于开展秋季爱国卫生运动为常态化疫情防控营造健康环境的通知》

为深入贯彻习近平总书记关于疫情防控工作的系列重要指示批示精神，全面落实党中央、国务院关于加强常态化疫情防控工作的决策部署，坚决巩固来之不易的防疫成果，全国爱卫办决定在全国集中开展秋季爱国卫生运动，重点开展环境卫生整治、抗灾防疫、倡导文明健康绿色环保生活方式等工作，为常态化疫情防控营造健康环境。

一、全方位开展卫生整治，为疫情防控奠定良好环境基础

各地要根据疫情防控形势和季节特点，以卫生城镇创建、健康城镇建设为抓手，广泛动员群众开展城乡环境卫生整治，筑牢疫情常态化防控的环境基础。

五、结束语

新中国成立以来，爱国卫生运动一直是我国防控疫病的重要法宝，特别是站在"两个一百年"奋斗目标的历史交汇点上，要建设一个富强民主文明和谐美丽的社会主义现代化强国，我们愈发要重视卫生健康领域的发展。柏杨村社区的案例是爱国卫生运动在新时期新阶段的一个具有特色的缩影，它在人民群众接地气的现实生活中，又在国家发展蓝图的成效显著处；它在改善人居环境、促成绿色健康生活方式等方面发挥了巨大作用，又突出与时俱进、开拓创新的健康内涵。当下，与爱国卫生运动病媒生物防制紧密联系的新冠疫情防控，是挑战也是机遇，它将基层人民自治、文明建设、习惯养成、法治社会、多部门协同、科学化等多方面因素综合利用，为未来爱国卫生运动病媒生物防制探索出了新起点、新方向和新领域。深入开展爱国卫生运动，应坚持以人为本的卫生发展观和预防为主的方法论，推动健康关口前移，激发广大人民群众的积极性、主动性和创造性，进而减少疾病发生，以较低的成本实现较高的健康绩效。将爱国卫生运动与基层治理相融合，探索实施"网格化分片管理"，推动形成爱国卫生人人参与、健康生活人人共享的良好局面。

重庆市沙坪坝区疾病预防控制中心　周文洁

重庆医科大学　秦海航　吴可

鸣谢：感谢重庆市沙坪坝区疾病预防控制中心何建军、赵欣、陶晓颖，重庆医科大学赵勇给予本案例的支持和指导。

说明：本案例来源于 2016—2021 年重庆市病媒生物防制监测项目（病媒生物生态学监测、抗药性监测、病原学监测）。

重视少年儿童健康，全面加强幼儿园、中小学的卫生与健康工作。

要坚定不移贯彻预防为主方针，坚持防治结合、联防联控、群防群控，努力为人民群众提供全生命周期的卫生与健康服务。要重视重大疾病防控，优化防治策略，最大程度减少人群患病。要重视少年儿童健康，全面加强幼儿园、中小学的卫生与健康工作，加强健康知识宣传力度，提高学生主动防病意识，有针对性地实施贫困地区学生营养餐或营养包行动，保障生长发育。

摘自人民网北京 2016 年 8 月 20 日电：《把人民健康放在优先发展战略地位 努力全方位全周期保障人民健康》

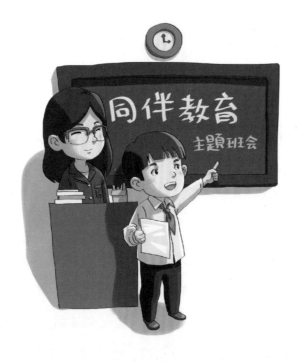

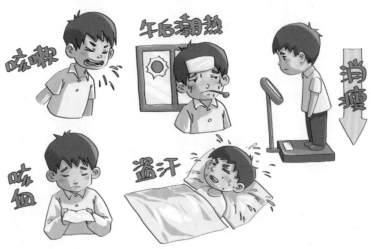

发挥"领头羊"的力量

——同伴教育在学校健康教育中的应用

一、导读

随着工业化、城镇化、人口老龄化发展及生态环境、生活行为方式变化，慢性非传染性疾病已成为居民的主要死亡原因和疾病负担。心脑血管疾病、癌症、慢性呼吸系统疾病、糖尿病等慢性病导致的负担占总疾病负担的 70% 以上，成为制约健康预期寿命提高的重要因素。同时，肝炎、结核病、艾滋病等重大传染病防控形势仍然严峻，精神卫生、职业健康、地方病等问题不容忽视，重大安全生产事故和交通事故时有发生。2016 年，习近平总书记在全国卫生与健康大会上强调，没有全民健康，就没有全面小康。要把人民健康放在优先发展的战略地位，以普及健康生活、优化健康服务、完善健康保障、建设健康环境、发展健康产业为重点，加快推进健康中国建设，努力全方位、全周期保障人民健康，为实现"两个一百年"奋斗目标、实现中华民族伟大复兴的中国梦打下坚实健康基础。《"健康中国 2030"规划纲要》提出，将健康教育纳入国民教育体系，把健康教育作为所有教育阶段素质教育的重要内容。党的十九届五中全会通过的《中共中央关于制定国民经济和社会发展第十四个五年规划和二〇三五年远景目标的建议》提出了"全面推进健康中国建设"的重大任务，明确把保障人民健康放在优先发展的战略位置，充分体现了以人民为中心的发展思想，发展为了人民，发展依靠人民，发展成果由人民共享。2020 年 6 月起正式实施的《中华人民共和国基本医疗卫生与健康促进法》明确提出"在国家层面建立健康教育制度"和"将健康教育纳入国民教育体系"，为地方政府强化本地区健康教育服务体系建设提供了法律依据。

学校健康教育是国民健康教育的重要组成部分，是当今公共卫生领域一项关键的预防策略。青少年生命的准备阶段是健康行为习惯和世界观形成的关键时期，也是危害健康行为易于发生的年龄，是最适合开展健康教育的目标人群。青少年的行为方式具有极大的可塑性，开展学校健康教育，全面系统地向他们传播健康知识，可提高其对健康的认识并建立起相应的健康行为。美国著名健康教育学者 Green 教授曾指出：学校健康教育的目的是发展学生从现在就开始处理、应对各种预期的健康挑战所必需的认知能力和行为技能。学校健康教育是学校初级卫生保健工作的最根本措施，是保证学生德智体美劳全面发展的重要条件，是实现全民基础保健、提高群体素质的有效途径，也是影响家庭、社会和整个人群的治本措施和最重要的途径。习近平总书记在全国卫生与健康大会上强调，要重视少年儿童健康，全面加强幼儿园、中小学的卫生与健康工作，加强健康知识宣传力度，提高学生主动防病意识，有针对性地实施贫困地区学生营养餐或营养包行动，保障生长发育。《"健康中国 2030"规划纲要》提出，建立健全健康促进与教育体系，提高健康教育服务能力，从小抓起，普及健康科学知识。以中小学为重点，建立学校健康教育推进机制。构建相关学科教学与教育活动相结合、课堂教育与课外实践相结合、经常性宣传教育与集中式宣传教育相结合的健康教育模式。《健康中国行动（2019—2030 年）》专门提出中小学健康促进行动，强调加强中小学健康促进，增强青少年体质，是促进中小学生健康成长和全面发展的需要。《中华人民共和国基本医疗卫生与健康促进法》指出学校应当利用多种形式实施健康教育，普及健康知识、科学健身知识、急救知识和技能，提高学生主动防病的意识，培养学生良好的卫生习惯和健康的行为习惯，减少、改善学生近视、肥胖等不良健康状况。

同伴教育（Peer Education）模式是 20 世纪 70 年代末由英国学者提出并在世界范围内发展的一种同伴互助式健康教育方式。它是指具有相同背景、共同经历或共同语言、相似生活状况且年龄相近的人在一起分享信息、观念和行为技能，以实现教育目标的一种教育形式。其教育理念是相信同伴在合作的基础上有能力参与和促进健康。其现实基础是人们通常愿意听取年龄相仿、知识背景、兴趣爱好相近的同伴、朋友的意见和建议，青少年尤其愿意听取同龄人的话而不愿意接受成年人说教。根据传播学理论，同伴教育由于具有较强的文化适宜性、普遍的可接受性、良好的经济性、充分的参与性等优点，近年来已广泛应用于公共卫生的许多领域，包括劝阻吸烟、预防和控制药物滥用、戒毒、艾滋病 / 性病 / 安全性行为健康教育、预防犯罪、生殖健康教育、孕产妇保健、社区慢性病教育和营养学教育等。在学校结核病防治健康教育方面也有很好的应用。

二、实践——学生结核病防治同伴教育模式探索

肺结核是当今世界危害人类健康的一大疾患，具有传染性强、感染率高和患病率高、生物学难治愈等特点。近年来，随着耐药、结核病合并艾滋病病毒（HIV）感染及移民等情况的加剧，结核病在全球出现"复燃"趋势，日渐成为全球关注的公共卫生问题和社会问题。中国是全球 22 个结核病高负担国家之一，我国结核病患者 80% 分布在农村，结核病已成为我国农村因病致贫、因病返贫的主要疾病之一。重庆市地处我国西部，农业人口约占 2/3，结核病患病率高于全国平均水平，其中主要原因之一就是结核病防治相关知识普及不够。

中学生居住相对集中，接触密切，一旦发现结核病，若处理不当，易造成流行；同时，中学生正处在接受新知识、新理论的黄金时期，可塑性较强，便

于通过健康教育建立健康的行为习惯。世界卫生组织指出：应将学校健康促进作为基层卫生保健资源加以开发，学生健康教育的开展和健康行为的形成可以影响两个家庭两代人，事实上起到更广泛的健康教育作用。由此可见，在校学生应作为结核病防治教育的重点人群。

2007 年，重庆医科大学儿童青少年卫生与健康教育团队在中国全球基金结核病项目实施性研究课题资助下，基于中学生结核病防治知识知晓率低和学校健康教育师资匮乏的实际情况，尝试在重庆市某库区县中学应用同伴教育模式开展结核病防治应用研究，探讨同伴教育模式在贫困地区中学生结核病防治教育中的可行性和有效性。

1. 科学规划——学校预防结核病同伴教育项目设计

根据项目的科学性及资源可得性原则，采用"非等同比较组"设计方式。选取重庆市某库区县 4 所各方面条件基本相同的乡镇完全中学开展实施性研究，其中 1 所学校为实施同伴教育的干预组（A 校），1 所学校为常规健康教育组（B 校），1 所学校为同伴教育 + 常规健康教育组（C 校），1 所学校为对照组（D 校）。设计方案见表 1，健康教育活动技术路线见图 1。

表 1　中学生预防结核病同伴教育设计方案

组别	需求调查	干预实施	过程评价	效应评价	
				T	M
同伴教育组	0	X1、X3	问卷、观察、	0	0
常规健康教育组	0	X2、X3	记录、对干	0	0
同伴教育 + 常规健康教育组	0	X1、X2、X3	预过程进行	0	0
对照组	0	X3	质控	0	0

注：0——观察及收集资料，X1——同伴教育，X2——常规健康教育，X3——校园活动，T——干预活动后一周，M——干预活动后六个月。

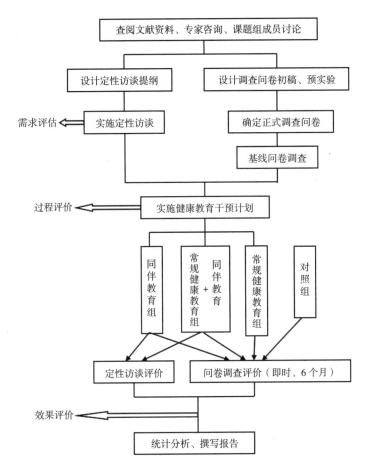

图 1　学校预防结核病同伴教育活动技术路线图

2. 需求评估——同伴教育模式在学校结核病防治教育中的可行性

采用定性研究与定量研究相结合方法。

2.1　定量研究

随机抽取 4 所乡镇完全中学初一和高一各 2~3 个班共 1 639 名学生进行问卷调查，了解学生肺结核病相关知识、态度、行为情况，以及对肺结核病健康教育需求情况。结果显示，调查对象肺结核病相关知识知晓率为31.1%，其中"肺结核人应转诊到哪个医疗机构进行检查、治疗和管理？""治疗肺结核病的关键措施"和"肺结核病的主要症状"3条结核病特定核心知识的知晓率分别为54.4%、50.3%和37.5%。调查对象肺结核病相关态度正确率为56.0%，87.9%的学生愿意了解有关预防肺结核病的卫生知识，74.7%的学生愿意将自己知道的有关肺结核病知识介绍给他人，70.3%的学生愿意参加学校组织的结核病防治宣传活动；有18.8%的学生并不认为肺结核是一种可怕的疾病，且有65.5%的学生不愿意与肺结核病人来往。调查对象肺结核病相关行为正确率为40.9%，只有10.1%的中学生主动了解过肺结核病相关知识，有64.2%的中学生在知道周围人患肺结核后，没有想到要主动找医生检查。调查对象最想通过医生讲座与咨询（64.5%），广播、电视（56.4%）和学校健康教育课（53.6%）获取肺结核病有关知识；最想了解的肺结核病相关知识依次为肺结核病人的主要症状（71.6%），肺结核病的危害（71.3%），肺结核病的主要预防手段（70.8%）和预防肺结核病的基本知识（70.7%）。

2.2 定性研究

包括对8组学生（每组6人）进行专题小组讨论，对县教委分管领导、县结核病防治所领导、学校分管领导和学校健康教育教师或校医共14人进行个人深入访谈。主要从需求调查、学校管理政策、学生对同伴教育的认识、同伴教育者的来源、同伴教育活动时间和场所、人力资源和财力资源分析方面了解在库区中学生中开展预防结核病同伴教育项目的可行性和必要性。

（1）需求调查。通过对学校领导、教师和同学的个别访谈和小组访谈，发现有近1/4的受访同学表示自己以前从未听说过结核病，大多数同学都不清楚结核病的发病原因，一些同学表示"晓得它是种病，但不晓得具体是什么情况"。无论同学还是学校老师对结核病的重视程度与警惕性都明显不足，他们认为"这个病（结核病），现在应该都很少了""没人得那种病""早不是防治的重点了"。

（2）学校管理政策。4所学校的校领导，老师和学生都认为自己结核病相关知识缺乏，但4所学校均未设置专门的健康教育课程，学校结核病防治相关宣传教育活动缺乏，希望得到更多的相关培训教育，了解结核病防治知识。各校领导和师生均表示，希望可以通过学生自行组织的活动提高学生的综合素质与能力，鼓励充分发挥学生的主观能动性，并且同意在结核病防治同伴教育活动中使用学校的操场、校园广播系统、多媒体教室等基本设施，尽可能为项目开展提供宽松的环境。

（3）学生对同伴教育的认识。通过与学生座谈，发现同学们对同伴教育的了解不多，信息不足。但在向他们明确介绍同伴教育的性质和基本程序后，大部分学生反应热烈，愿意尝试同伴教育者（小教师）角色，并希望通过这种方式为同学服务和提高自身能力。

（4）同伴教育者的来源。通过对学校领导、教师和同学的个别访谈和小组访谈得知，同伴教育者可以通过学校公开征募，自我推荐，班主任和同学推荐等方式从本班同学中选出。在与同学的座谈中，不少同学对项目表现出了很大的热情，表示愿意通过该项目活动为同伴服务，愿意付出一定时间和精力参与同伴教育培训和各类宣传活动。

（5）活动时间和场所。同伴教育活动时间主要为课余时间，团队活动课和班会课，不会对日常教学造成影响。同时，本次研究对象为初一和高一学生，学业压力相对较轻，确保有足够的时间开展本项目活动。场所可在教室、宿舍、街道等活动对象方便之处。校方亦乐意为活动提供相应的活动场所和设备，如微机室，校广播等。

（6）人力资源和财力资源分析。项目组成员由高校、医院和结核病防治所从事学校卫生、健康教育、结核病防治、流行病学、卫生统计学等多领域、多学科专家组成，具有丰富的结核病健康教育和同伴教育实践经验。同时，本项目得到中国全球基金结核病项目实施性研究经费资助，能保证问卷、培训教材、宣传资料的编制及印刷，仪器购置，提供培训经费以及为有关方面提供一些物质奖励的可能性。

通过需求评估，了解到库区中学生对肺结核病防治健康教育有迫切需求，在库区学校开展结核病防治同伴教育切实可行。

3. 过程评价——学校预防结核病同伴教育实施情况

3.1 同伴教育者的挑选

同伴教育是否能成功实施与同伴教育者的水平密切相关，因此选择和培训合格的同伴教育者是同伴教育计划的重要目标和内容。

（1）同伴教育者的选择方法。同伴教育者的选择可采取以下方式：征募志愿者、自荐、推荐（询问、问卷）、老师推荐、观察、干预人员到现场观察、考核、培训之后进行考核。选拔程序为：调查学校公开征募→自愿报名→初筛→面试→择优录取→培训→择优上岗。本项目采取调查学校公开征募，自我推荐，班主任和同学推荐等方式，每个班招募4名学生（男女生各2人）作为同伴教育者。

（2）同伴教育者的挑选原则。对同伴教育者进行筛选的主要标准是同伴教育者本身的素质和能否有充分的业余时间接受培训和开展活动，具体为：①受人尊重，在同学中有一定威望；②有责任心、自信心，积极、热情、愿意为同学服务；③愿意拿出时间和精力投入该项工作；④有较好的语言表达能力和感召力，语速适中，语调有抑有扬，条理清晰，能突出主题和重点，音量适度，吐字清晰，有停顿，能控制讲话的节奏；⑤有一定的组织工作能力和较好的人际交流技巧，包括反应能力、询问、倾听、反馈技巧，能认真倾听听众所提问题，不随意打断对方讲话，并以适当的语句澄清问题，以友好的非判断性的态度给予耐心解释和帮助分析，会适当运用肢体语言，加强人际互动效果。

除了具备以上基本的素质外，同伴教育者还要注意能在实践中灵活应用各种交流传播技巧；有同情心、能理解和体谅他人，尊重别人；善于学习和总结，热心公益活动；知道从哪里获得支持和信息，不带道德评判和任何倾向的态度；

不试图替别人解决他们的问题，而是帮助他们自己思考解决问题。

3.2 同伴教育者的培训

同伴教育者要充当同龄人中知识的传播者必须学习掌握结核病防治知识及国家相关政策、法律、法规。对同伴教育者的培训不仅影响到同伴教育者传授知识和观念的精准性、全面性和技巧性，影响到受教育者对他们的信任和对知识观念的吸纳、内化，进而影响到教育的最终效果。而且如果受教育者所提的很多问题无法得到准确回答，同伴教育在解决教育对象切身问题和敏感问题上的独特优势就难以有效体现。因此，培训合格的同伴教育者是培训的最重要目的，可以减少同伴教育项目的费用和培训工作量。

（1）培训目的。对同伴教育者培训的目的主要有两点：①明确作为同伴教育者需要拥有的知识、态度和技巧，如了解有关结核病的基本知识，探讨学生对结核病的看法并帮助他们树立正确的观念，懂得预防结核病的方法，不歧视结核病人，学会开展同伴教育的方法和技巧等；②意识到自己作为同伴教育者的重要性，不仅能更好地协助教师，帮助别人，并且拥有同伴教育者的素质会使自己的未来拥有更美好的生活和工作。

（2）培训原则。同伴教育没有固定的规则和模式可循。同伴教育者没有必要成为专家，但是需要了解如何获得需要的信息，并学会不断更新必要的知识和技能。对同伴教育者的培训尽量做到准确、全面、精炼、灵活生动。

（3）培训内容。对结核病同伴教育者的培训内容主要包括：结核病防治相关知识、学校预防结核病相关政策和法律、学校开展结核病健康促进策略、中学生开展结核病同伴教育方法和技巧等。

（4）培训师资。邀请重庆医科大学公共卫生学院相关老师和重庆市结核病防治所的有关专家对同伴教育者进行直接面对面的培训。

在培训期间和培训结束后向同伴教育者及其所在学校发放的材料有：《学校预防控制结核病培训材料》《学校预防结核病健康教育活动记录册》、预防控制结核病核心信息、《防治结核病（学生版）》宣传画册、防治结核病 VCD 资料、课程表、笔记本、2008 年防治结核病日历、《控制结核、人人有责》折页、致家长的一封信等。

（5）培训效果。培训前后对 48 名同伴教育者采用问卷调查进行测试评估。结果显示，同伴教育者结核病防治知识总的知晓率由培训前的 48.8% 提高到培训后的 86.7%；所有同伴教育者（48/48）均认为有必要在学校开展结核病健康教育并均有信心在自己所在班级中开展好结核病防治健康教育宣传活动，绝大多数同伴教育者对培训教材内容和培训方法感到满意和非常满意，认为培训时间合适、培训收获较大或非常大。同时，提出以下意见和建议：在今后的培训中，形式应更加灵活多样化，应进一步加强互动式、讨论式教学，突出重点、讲清难点，并适当延长培训时间。

3.3 同伴教育者开展活动

要求同伴教育者接受培训后开展 1 个月的结核病同伴教育活动，活动时间和地点可以根据学校自身条件和活动具体方式灵活确定，活动内容主要是传播预防控制结核病的核心信息，活动方法主要包括：结合主题班会进行结核病防治课堂讲授、发放防治结核病的各种宣传材料、国旗下讲话、校园广播、播放防治结核病 VCD 影像制品、组织同学办黑板报和手抄报、组织结核病防治知识竞赛、组织"3.24"签名活动等。在活动开展期间，下派 1 位项目组研究成员到现场对同伴教育活动的开展进行全程指导与评价。

在 1 个月的同伴教育干预活动中，各班同伴教育者积极利用课余时间，班会课，团队活动课进行结核病防治相关的健康教育宣传，共计开展宣传活动 80 余次，见表 2。

表2　同伴教育者开展预防结核病活动情况

预防结核病活动	A校（n=415）		C校（n=444）		合计（n=859）	
	人数	%	人数	%	人数	%
课堂教授	188	45.3	312	70.3	500	58.2
国旗下讲话	133	32.0	240	54.1	373	43.4
发放宣传画册	348	83.9	403	90.8	751	87.4
发放课程表	215	51.8	334	75.2	549	63.9
发放笔记本	291	70.1	400	90.1	691	80.4
播放 VCD	61	14.7	78	17.6	139	16.2
校园广播	194	46.7	252	56.8	446	51.9
致家长的一封信	235	56.6	273	61.5	508	59.1
张贴日历	201	48.4	274	61.7	475	55.3
传阅宣传折页	121	29.2	168	37.8	289	33.6
办黑板报	158	38.1	352	79.3	510	59.4
手抄报	165	39.6	345	77.7	510	59.4
"3.24" 签名活动	154	37.1	318	71.6	472	54.9
知识竞赛	97	23.4	366	82.4	463	53.9
主题班会	102	24.6	301	67.8	403	46.9

注：A校为同伴教育组，C校为同伴教育＋常规健康教育组。

3.4　目标人群参与同伴教育活动情况

本次同伴教育干预活动的目标人群主要为干预班内同学，一些同伴教育者还将结核病健康教育宣传范围扩大到了班外同学、家庭及邻居。干预期间，同伴教育者主要开展了15项结核病健康教育干预活动，同学们对这些活动的参与情况见表3。大部分目标人群在干预活动中表现积极配合，希望通过这样的方式了解更多的知识。

表 3　目标人群参与预防结核病活动情况

预防结核病活动	A 校（n=415）		C 校（n=444）		合计（n=859）	
	人数	%	人数	%	人数	%
课堂教授	109	26.3	208	46.8	317	36.9
国旗下讲话	74	17.8	137	30.9	211	24.6
发放宣传画册	259	62.4	306	68.9	565	65.8
发放课程表	163	39.3	246	55.4	409	47.6
发放笔记本	222	53.5	303	68.2	525	61.1
播放 VCD	46	11.1	62	14.0	108	12.6
校园广播	114	27.5	116	26.1	230	26.8
致家长的一封信	183	44.1	222	50.0	405	47.1
张贴日历	157	37.8	188	42.3	345	40.2
传阅宣传折页	90	21.7	129	29.1	219	25.5
办黑板报	127	30.6	225	50.7	352	41.0
手抄报	131	31.6	258	58.3	390	45.4
"3.24" 签名活动	123	29.6	267	60.1	390	45.4
知识竞赛	71	17.1	272	31.3	343	39.9
主题班会	82	19.8	231	52.0	313	36.4

注：A 校为同伴教育组，C 校为同伴教育 + 常规健康教育组。

3.5　项目监督者对同伴教育者开展活动的评价

在 1 个月的同伴教育干预活动中，下派 1 位项目组研究成员到现场对同伴教育活动的开展进行全程监督、指导与评价。在同伴教育活动过程中，监督者对活动内容的准确性、活动时间的掌握情况、活动现场气氛的活跃情况以及同伴教育者态度的亲切程度进行评分。每项最高分为 5 分，最低分为 1 分。具体评分结果见表 4，显示项目监督者对于同伴教育者的评分较高，但其中时间掌握情况和现场气氛的活跃情况得分相对较低。

表 4 项目监督者对同伴教育者开展活动情况评分（$\bar{x} \pm s$）

评分内容	得分
活动内容的准确性	4.89 ± 0.33
活动时间的掌握情况	4.22 ± 1.09
活动现场气氛的活跃情况	4.44 ± 0.73
同伴教育者态度的亲切程度	4.67 ± 0.71

3.6 目标人群对同伴教育者开展活动的评价

同伴教育活动结束后，设计问卷让目标人群对同伴教育活动 10 个方面内容进行评分。每项最高分为 5 分，最低分为 1 分。结果见表 5，显示目标人群对于同伴教育者的评分均超过一般水平（3 分），尤其是对同伴教育使自己更好地掌握了有关肺结核病知识和同伴教育者的教学态度的评分较高。

表 5 目标人群对同伴教育者开展活动情况评分（$\bar{x} \pm s$）

评分内容	得分
是否喜欢同伴教育方式	3.57 ± 0.92
同伴教育者的教学态度	3.82 ± 1.01
是否使您更好地掌握了有关肺结核病知识	3.83 ± 1.03
活动内容的易理解程度	3.68 ± 1.06
宣传内容是否符合您的需要	3.64 ± 1.03
与老师课堂讲课的形式相比	3.35 ± 1.12
同伴教育是否生动有趣	3.43 ± 1.15
同伴教育过程气氛活跃吗	3.60 ± 1.15
此次同伴教育对您将来的影响	3.38 ± 1.19
此次同伴教育的缺陷和不足	3.44 ± 1.11

3.7 目标人群对同伴教育活动的总体印象与建议

调查发现，不少同学认为同伴教育形式很好，同学们更容易接受，大家都表现得很活跃。有的同学写道："同伴教育方式蛮好的，让同学没有压抑感地接受了这个知识，也锻炼了同伴教育者的胆量"；还有的同学写道："同伴教育很有特色，让我们了解到更多关于预防结核病的知识，使我们的知识更加丰富"。同学们除了表达对本次活动较为满意外，还提出了不少中肯意见，如有的同学提到："同伴教育对我们农村的孩子很有帮助，希望以后能多开展一些同伴教育活动，把形式搞得再生动一点就好了"；还有的同学提到："还需要大范围宣传，不能只限制本班，还应扩大到所有朋友"，"希望能够传播到家里，让家人也来分享"，"将同伴教育在社会广泛宣传"，"让宣传活动的形式更多样些，内容更丰富些，多了解同学们之间的看法，让讲解更浅显些"。

4. 效果评价——同伴教育模式在学校结核病防治教育中的有效性

4.1 近期效果评价

实施同伴教育干预 1 个月后开展即刻调查，发现 3 个干预组（同伴教育组、常规健康教育组、同伴教育 + 常规健康教育组）3 条结核病特定知识的知晓率分别由干预前的 42.7%~49.7% 上升到干预后的 83.4%~88.9%；3 个干预组的肺结核病相关态度正确率分别由干预前的 54.5%~58.5% 上升到干预后的 69.1%~72.8%。而对照组肺结核病相关知识知晓率和相关态度正确率干预前后变化不大，3 条结核病特定知识的知晓率由干预前的 51.0% 上升到干预后的 58.3%；肺结核病相关态度正确率仅由干预前的 56.1% 上升到干预后的 56.5%。

4.2 中期效果评价

实施同伴教育干预后 6 个月开展中期调查，发现 3 个干预组肺结核病相关行为正确率分别由干预前的 36.9%~47.2% 上升到干预后的 56.1%~61.5%；而对照组肺结核病相关行为正确率干预前后变化不大，仅由干预前的 40.5% 上升到干预后的 40.8%。

通过效果评估，验证了同伴教育可提高库区中学生肺结核病防治知识水平，与学校常规健康教育可互为补充。

三、评析和展望

目前，在国家政策的推动和引导下，学校健康教育虽然得到很大的发展，但仍存在诸多问题，如学校重视程度不够；健康教育教师配备、专业能力和胜任力不足；课时安排难以保证；培训与督导体系不健全等。因此，探索适合当前形势，切实可行且有效的健康促进方法很有必要。本项目研究表明，同伴教育和传统的健康教育均能显著改善学生肺结核知识、态度和行为，说明同伴教育是学校健康教育的新思路，是解决传统健康教育困境的有效方案之一。

本研究督导过程中发现，同伴教育者的学习能力、组织沟通能力和责任心对其开展活动效果有直接的影响；班主任老师的支持和帮助对同伴教育者组织教育活动的效果有很大的促进作用；认真负责的健康教育老师对保证干预培训取得良好的效果尤为重要。因此，在现有体制下，探索同伴教育与传统健康教育有效结合，学生、学校老师和其他机构人员多方参与，通过培训合格的同伴教育者，在多方人员的支持、鼓励、引导和督促下组织同伴教育者开展活动，不仅可以弥补传统健康教育师资、课时等方面的不足，还能更好地发挥同伴教育的优势，随时随地、多种形式、不同范围地开展活动影响身边的同学甚至家庭成员和邻居。为解决上述问题，更好地推进学生健康教育模式创新发展，提出以下几个方面的建议。

1. 广泛建立合作机制，共同促进学生健康教育工作

加强卫生部门、教育部门与高校的合作，不仅可解决开展同伴教育活动的专业性问题，有效提高同伴教育工作水平，而且有助于解决同伴教育资金的问题。

首先，卫生部门和教育部门应根据当地实际情况制定统一的培训模式和教材。各地疾控中心结防科或结核病防治所和高校联合制定一套统一的培训模式并辅之以相应的教材。对同伴教育者统一培训标准，让整个同伴教育能够沿着策划的方案平稳开展，并适当设立相应的考核系统，既可提高同伴教育者的专业素养，又可在一定程度上提高、平衡教育的质量。此外，可建立一定的专项资金，支持鼓励开展同伴教育，并向家庭、社区等范围不断辐射推广。

其次，卫生部门将学校健康教育工作纳入当地卫生发展规划。将学校健康教育工作作为一项明确的工作任务下达下属疾控部门，负责对本地区学校健康教育工作的监督管理，当地疾控中心人员负责对本地区学校健康教育师资和同伴教育者开展学校健康教育促进知识、同伴教育方法和技巧等内容的培训，管理和发放相关宣传资料。教育部门应把学校健康教育作为学校教学的一项重要内容，严格监督学校完成健康教育教学任务，鼓励并支持学校选拔优秀学生作为同伴教育者参加有关培训和开展相关活动。

最后，选定部分学校起到带头示范作用。开展同伴教育名师课堂、专家讲座等教育活动，使这些学校成为同伴教育的主要实施地，一方面可以在舆论与行为上率先示范，打破观念上的认知局限，引导学生参与同伴教育；另一方面，正式教育与非正式教育相结合，有利于教育的系统化和不断深化。

2. 加强同伴教育师生队伍建设，协同提高同伴教育者的素质与技能

同伴教育的师资队伍同样是成功实施同伴教育服务的关键要素之一，主管

部门要整合各种资源为同伴教育者师资队伍定期开展相关能力培训，这个团队最好配置学校相关专业教师和地方疾控部门的专家和高校专家。首先，针对教师的付出，可以将其计入教师的年度工作量甚至提高统计系数，以保证业务培训的高质量开展。同伴教育者的挑选采取学校公开征募，自我推荐，班主任和同学推荐等方式，每个班招募一定数量的同学，由卫生部门和教育部门联合组织有关专家对招募的同学进行面试，根据事先拟定的同伴教育者筛选标准进行评分，择优选择适当数量的志愿者参加相关培训，经考核合格后正式录用为同伴教育者并发放聘书。每年对同伴教育者的相关知识技能进行一次考核，对于表现优秀者给予物质奖励和精神奖励，同时淘汰不合格者，补充新的同伴教育者。其次，同伴教育师资团队定期组织开展活动，持续为同伴教育者提供知识深化和技能提升的培训机会，充分利用各大健康相关节日开展相关知识培训，如世界防治结核病日、全国学生营养日、全国爱眼日、全国爱牙日、世界艾滋病日等。最后，学校应将学生同伴教育者的工作业绩作为学生素质能力考核的重要指标和年终评选"三好学生""优秀学生干部"的重要参考。在同伴教育者开展活动过程中，应适当给予组织管理上的帮助，同时为健康教育活动提供较为宽松的校园环境，如必要的场地和仪器等。

四、政策梳理

● 2013 年 2 月　中华人民共和国卫生部公布《结核病防治管理办法》

坚持预防为主、防治结合的方针，建立政府组织领导、部门各负其责、全社会共同参与的结核病防治机制。加强宣传教育，实行以及时发现患者、规范治疗管理和关怀救助为重点的防治策略。

● 2014 年 5 月　国家卫生计生委印发《全民健康素养促进行动规划（2014—2020 年）》

建立健康素养促进工作的长效机制，持续深入开展全民健康素养促进行动，加强卫生计生系统健康促进工作统筹，全面提高我国城乡居民健康素养水平，通过专题讲座、户外宣传、发放健康传播材料、个体化健康教育等形式，普及妇幼保健、优生优育、生殖健康知识和技能，提高妇幼健康素养水平，促进妇女儿童和育龄人群合理利用妇幼保健服务等。

● 2016 年 10 月　中共中央、国务院印发《“健康中国 2030”规划纲要》

将健康教育纳入国民教育体系，把健康教育作为所有教育阶段素质教育的重要内容。以中小学为重点，建立学校健康教育推进机制。构建相关学科教学与教育活动相结合、课堂教育与课外实践相结合、经常性宣传教育与集中式宣传教育相结合的健康教育模式。

● 2017 年 1 月　国家卫生计生委印发《“十三五”全国健康促进与教育工作规划》

进一步加强全国健康促进与教育工作，推进健康中国建设，争取到 2020 年，健康的生活方式和行为基本普及，人民群众维护和促进自身健康的意识和能力有较大提升，“把健康融入所有政策”方针有效实施，健康促进县（区）、学校、机关、企业、医院和健康社区、健康家庭建设取得明显成效，健康促进与教育工作体系建设得到加强。

● **2017 年 2 月 国务院办公厅印发《"十三五"全国结核病防治规划》**

加强部门合作，建立卫生计生、教育等部门定期例会和信息通报制度。强化学校结核病防控，全面落实新生入学体检、因病缺课登记、病因追踪、健康教育等综合防控措施，对学校中的肺结核患者密切接触者开展筛查，及早发现肺结核患者，加强治疗管理，防止学校出现聚集性疫情。

● **2017 年 6 月 国家卫生计生委办公厅和教育部办公厅联合印发《学校结核病防控工作规范（2017 版）》**

学校要强化对学生的健康教育工作，切实改善教学和生活环境，加强学校结核病防控工作。

● **2019 年 6 月 国家卫生健康委、财政部、国家医保局等 8 部门共同印发《遏制结核病行动计划（2019—2022 年）》**

强调重点人群结核病防治强化行动，加强重点人群的主动筛查和精准预防，落实学校卫生各项制度，严防、控制学校结核病突发公共卫生事件。

● **2019 年 7 月 国务院印发《关于实施健康中国行动的意见》**

中小学健康促进行动：加强中小学健康促进，增强青少年体质，是促进中小学生健康成长和全面发展的需要。动员家庭、学校和社会共同维护中小学生身心健康。引导学生从小养成健康生活习惯，锻炼健康体魄，预防近视、肥胖等疾病。

● 2019 年 12 月 28 日　第十三届全国人民代表大会常务委员会第十五次会议审议通过《中华人民共和国基本医疗卫生与健康促进法》

明确提出"在国家层面建立健康教育制度"和"将健康教育纳入国民教育体系"。学校应当利用多种形式实施健康教育，普及健康知识、科学健身知识、急救知识和技能，提高学生主动防病的意识，培养学生良好的卫生习惯和健康的行为习惯，减少、改善学生近视、肥胖等不良健康状况。

● 2020 年 10 月　国家卫生健康委办公厅、教育部办公厅印发《中国学校结核病防控指南（2020 年版）》

在学校开展结核病防控健康教育时，需要对不同的人员采取有针对性的健康教育方式和内容，以达到健康教育的最佳效果。针对学生和家长开展的健康教育活动形式主要包括大众传播、校内教育、校外教育和同伴教育。通过在班级和宿舍交谈、讨论、召开班会等形式开展结核病防治知识的同伴教育，尤其可利用手机微信，在微信群中快速传播结核病防治知识、进行讨论交流等。

● 2021 年 3 月 11 日　第十三届全国人民代表大会第四次会议通过《中华人民共和国国民经济和社会发展第十四个五年规划和 2035 年远景目标纲要（草案）》

坚持预防为主的方针，深入实施健康中国行动，完善国民健康促进政策，强化基层公共卫生体系、加强健康教育和健康知识普及、促进全民养成文明健康生活方式成为"十四五"时期"全民健康保障工程"的主线任务，完善幼儿养育、青少年发展，实施儿童发展纲要，优化儿童发展环境，切实保障儿童生存权、发展权、受保护权和参与权。完善儿童健康服务体系，预防和控制儿童疾病，减少儿童死亡和严重出生缺陷发生，有效控制儿童肥胖和近视，实施学龄前儿童营养改善计划。

● 2021 年 7 月 16 日　教育部办公厅、国家卫生健康委办公厅发布《关于进一步加强新冠肺炎疫情防控常态化下学校卫生管理工作的通知》

各地和学校要将健康教育贯穿教育全过程，落实各学段健康教育教学活动时间，教育学生树立自我健康第一责任人意识，形成自我健康管理习惯，提高健康素养。要创新形式、持续开展"师生健康中国健康"主题健康教育，构建学科教学与实践活动相结合、课内教育与课外教育相结合、经常性宣传教育与集中式宣传教育相结合的健康教育模式。

● 2021 年 9 月 3 日　教育部、发展改革委、财政部、卫生健康委、市场监管总局等五部门联合印发《关于全面加强和改进新时代学校卫生与健康教育工作的意见》

着力提高学校卫生与健康教育工作专业化，切实增强学生体质，同时还能够培养学生的健全人格，锤炼顽强拼搏的意志品质，鼓励具备条件的高校开设健康教育等相关专业，支持高校设立健康教育学院，培养健康教育师资。实施学校健康教育教师培训计划，加强健康教育师资培训，建立定期轮训制度。把健康教育作为教师继续教育培训重要内容。

● 2021 年 11 月 2 日　教育部印发《生命安全与健康教育进中小学课程教材指南》

充分发挥中小学课程教材在生命安全与健康教育中的重要作用，

将生命安全与健康教育全面融入中小学课程教材，是实现生命安全与健康教育系列化、常态化、长效化的重要举措，对培养德智体美劳全面发展的社会主义建设者和接班人具有重要意义。

五、结束语

随着我国全面建成小康社会的实现，中国特色社会主义进入新时代，正在开启全面建设社会主义现代化国家新征程，朝着第二个百年奋斗目标和实现中华民族伟大复兴的中国梦奋勇前行。党和政府越来越重视人民健康，提出了"全面推进健康中国建设"的重大任务，明确把保障人民健康放在优先发展的战略位置，明确提出"在国家层面建立健康教育制度"和"将健康教育纳入国民教育体系"，尤其要高度重视学校健康教育工作。在未来的工作中，建议国家在高校设置健康教育专业，同时，加大对中小学兼职健康教育老师的培训力度，鼓励中小学校充分利用大众传播、人际传播、校内教育、校外教育和同伴教育等多种形式实施健康教育，构建相关学科教学与教育活动相结合、课堂教育与课外实践相结合、经常性宣传教育与集中式宣传教育相结合的健康教育模式，普及健康知识、科学健身知识、急救知识和技能，提高学生主动防病的意识，培养学生良好的卫生习惯和健康的行为习惯，促进儿童青少年身心健康发展。

重庆医科大学　王宏

说明：本案例来源于中国全球基金结核病项目实施性研究课题《同伴教育在重庆库区中学生结核病防治中的应用研究》（TB07-046）。

如果疾病控制不力、传染病流行，不仅人民生活水平和质量会受到重大影响，而且社会会付出沉重代价。

　　人民健康是社会文明进步的基础。拥有健康的人民意味着拥有更强大的综合国力和可持续发展能力。如果人民健康水平低下，如果群众患病得不到及时救助，如果疾病控制不力、传染病流行，不仅人民生活水平和质量会受到重大影响，而且社会会付出沉重代价。

　　摘自中共中央文献研究室：《习近平关于社会主义社会建设论述摘编》

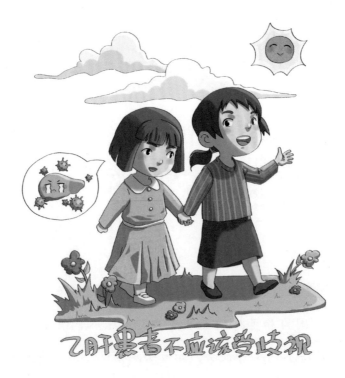

乙肝患者不应该受歧视

不会引起乙肝的传播

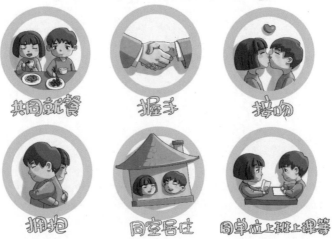

迈步走在"2030消除病毒性肝炎"的大道上

——中国乙型肝炎防治之路

一、导读

新中国成立以来，人民政府高度重视传染病防治工作，以保障人民生命健康为宗旨，坚持预防为主的方针，以防治结合、分类管理、依靠科学、依靠群众为原则，在不断探索中逐步形成一套对传染病依法管理的科学路径。一系列传染病防治相关的法律、法规的制定与实施，为疫病防控指引了方向，提供了法律保障，对规范和发展疫病预防与控制事业、保护人民健康起到了重要作用。

从新中国成立到现在，我国传染病防治大致经历了四个阶段。起步阶段（1949—1965年）：新中国成立之初，全国卫生工作力量薄弱，防治经验不足，党和政府针对危害人民最大的传染病开展大规模的群众运动，集中力量控制人间鼠疫、天花、霍乱、结核病、血吸虫病、黑热病、丝虫病、性病等传染病。破坏阶段（1966—1978年）：在此期间，天花被消灭，鼠疫、霍乱暴发得到基本控制，血吸虫病、疟疾、黑热病等得到初步控制。但由于"文革"影响，卫生防疫站、防保机构撤并，卫生技术人员下放，工作一度停顿，传染病疫情回升。恢复阶段（1978—1999年）：1978年4月，我国重新成立的爱国卫生委员会并提出了"加强领导，动员群众，措施得力，持之以恒"的新时期爱国卫生方针。传染病防治法治建设逐步恢复。发展阶段（2000年至今）：随着改革的深入，传染病防控进行了战略调整和转变。国家加大对重大传染病和新发传染病防控的投入,完善了传染病防控工作机制和方案;逐年扩大防控范围,广泛开展传染源、宿主、媒介、病原体等监测,加强流动人口,特别是农民工疾病预防控制工作;促进城乡基层卫生组织建设,逐步推进基本公共卫生服务均等化,提升传染病防控能力。传染病防控工作得到前所未有的发展。

作为我国重点防控的传染病,乙型肝炎问题深刻影响我国人民的健康及对美好幸福生活的追求。世界卫生组织在 2015 年发布了首部《慢性乙型肝炎病毒感染预防,关怀和治疗指南》中文版,指出我国感染乙型肝炎病毒(HBV)的患者约占全国人口的 7%,约 9 300 万人,是世界上 HBV 感染负担最重的国家。2016 年第六十九届世界卫生大会上,世界卫生组织确定了"2030 年消除病毒性肝炎"作为重大公共卫生威胁的总体目标,即在 2015 年数据的基础上将新发病毒性肝炎感染减少 90%,慢性乙肝和丙肝治疗覆盖 80% 的患者,并将病毒性肝炎引起的死亡数减少 65%。2017 年 7 月 28 日是第 7 个世界肝炎日,世界卫生组织确定的宣传主题是"消除肝炎(Eliminate Hepatitis)"。然而乙肝检测和治疗的低覆盖率仍是一个有待解决的全球性问题。在我国,乙肝表面抗原携带者常常受到歧视,乙肝患者疾病经济负担亦比较重。重视乙肝防控,是保障人民群众健康的关键一环。

为积极应对乙肝防治的严峻态势,国家不断优化防治策略,最大程度地减少人群患病。2005 年中华医学会肝病学分会和中华医学会感染病学分会组织国内有关专家制订了《慢性乙型肝炎防治指南》。2010 年在结合了基础研究、临床实践和流行病学调查后又推出了 2010 年版《中国慢性乙型肝炎防治指南》,以提升社会公众和重点人群防治意识。2018 年国家卫生健康委员会发布《病毒性肝炎防治知识要点》,为疾控、临床、健康教育、媒体工作者以及社会公众了解掌握病毒性肝炎防治知识提供了依据。此外,还颁布了一系列政策文件帮助乙肝表面抗原携带者消除歧视,减轻生活压力。如 2010 年 2 月人力资源和社会保障部、教育部、原卫生部联合发布《关于进一步规范入学和就业体检项目维护乙肝表面抗原携带者入学和就业权利的通知》，为消除乙肝患者入学入职受歧视迈出第一步。2016 年 5 月药物政策与基本药物制度司将慢性乙型肝炎一线治疗药物谈判价格降低 50% 以上。2017 年 7 月人力资源和社会保障部将慢性乙型肝炎纳入门诊特殊慢性病范围，同时也制定了相应的管理办法，减轻了大部分乙肝患者门诊医疗费用负担。随着政策的颁布，各级政府对乙型肝炎患者提供了更全面的医保服务。除了政策的颁布实施，国家卫生健康委员会还制定《健康中国行动（2019—2030 年）》发展战略，指出到 2022 年基本建立覆盖经济社会各领域的健康促进政策体系，其中重点传染病应得到有效防控。随着传染病防治防控的法治化、专业化、科学化、系统化、规范化，到 2030 年全民素养水平将大幅提升，健康生活方式基本普及，居民健康影响因素将得到有效控制。

二、实践——中国乙型肝炎防治之路

慢性乙型肝炎是由乙肝病毒持续感染导致的慢性肝脏炎症性疾病，是一种发病率比较高的传染病，是全球重要的公共卫生问题之一。全球性乙肝问题引起了联合国极大的重视，2015 年联合国将抗击乙肝列为重大发展目标。我国是世界上 HBV 感染负担最重的国家，是全球实现 2030 年消除病毒性肝炎目标的主要参与者。积极有效的治疗是预防和控制疾病传播的必要手段，也是控制和延缓疾病进展的关键环节。

我国在防治乙肝问题上分成了"三步走"，从消除歧视到用药入医保再到开设特病门诊，大大提高了乙肝病毒感染者就医的可及性，有效遏制了乙肝的人群传播。乙肝患者和乙肝病毒携带者不仅受到病毒感染带来的身体损害，还承受着治疗乙肝及相关疾病的沉重经济负担，更经受着生活中多种形式的乙肝歧视，包括升学与就业中的乙肝歧视、日常人际交往中的乙肝歧视等。为了解决这些问题，国家分别于 2010 年、2016 年和 2017 年出台相应政策，重庆市政府相关部门、重庆市卫生健康委员会等积极响应，并展开了乙肝阻击战等活动，有力地维护了乙肝病毒感染者和患者公平的入学、就业权利，维持了社会的稳定发展。我国政府始终致力于织密公共卫生领域的传染病防护网，不断提升病毒性肝炎的防治水平，以实现世界卫生组织提出的"2030 年消除病毒性肝炎"的目标。

1. 消除乙肝表面抗原携带者歧视——维护权利第一步（2010 年）

据新华网报道，20 世纪 80 年代末，上海爆发甲肝，当时由于医学界尚未能对甲肝、乙肝进行严格区分，乙肝被误认为具有强烈的传染性，为日后的歧视埋下伏笔。随后《中华人民共和国传染病防治法》《中华人民共和国传染病防治法实施办法》《食品卫生法》等法律、法规对乙肝做了限制性规定，意外助长了社会对乙肝病毒感染者的歧视。到 90 年代末，不良医疗机构的虚假宣传，使乙肝歧视蔓延到全国的教育、就业、社会生活等诸多领域，政府、学校、企事业单位在招聘、招生、参军等几乎所有社会进阶环节实施严格体检，乙肝被认为是第一针对对象。

乙肝表面抗原携带者和乙肝患者被逼在社会一角，看不到人生的希望，承受着巨大的生活压力和心理压力。乙肝病毒感染者受到歧视的报道屡见不鲜，据 2008 年某网站报道，一家电脑公司的助理工程师，一个月前到某通信技术公司应聘该公司结构设计部门的工程师，在通过了该公司组织的技能测试后，工作人员让其去健康体检中心体检，体检结果显示患乙肝"小三阳"，系乙肝表面抗原携带者。该公司以此为由，拒绝签订劳动合同。此外，2006 年一项在我国苏州市居民中进行的乙型肝炎疫苗接种率及乙型肝炎认知、态度调查的分析显示，在 79 名被确诊为乙肝患者或乙肝表面抗原携带者的被调查对象中，有 65 人（82.3%）承认在生活中受到过不同程度的某种歧视。由此可见，乙肝歧视状况较为严重，形势不容乐观。

近年来，国家对保障乙肝表面抗原携带者入学（含入幼儿园、托儿所，下同）、就业权利问题高度重视。2010 年 2 月 10 日，中华人民共和国人力资源和社会保障部、教育部、原卫生部就《关于进一步规范入学和就业体检项目　维护乙肝表面抗原携带者入学和就业权利的通知》发表声明："各级各类教育机构、用人单位在公民入学、就业体检中，不得要求开展乙肝项目检测……不得要求提供乙肝项目检测报告，也不得询问是否为乙肝表面抗原携带者。各级医疗卫生机构不得在入学、就业体检中提供乙肝项目检测服务。"曾有报道，重庆市民陈某体检时被查出是乙肝表面抗原携带者，不久就被公司辞退。陈某认为公司是歧视乙肝表面抗原携带者，将公司起诉至法院。从三月份体检查出为乙肝表面抗原携带者，到公司称辞退不是因乙肝，再到与领导对话录音当证据，这一连串事件的发生揭示了乙肝表面抗原携带者受歧视的状况。2008 年 10 月重庆首例乙肝歧视案开庭审理，最终以公司赔偿 12 万结案，这一维权案，开创了重庆市反乙肝歧视诉讼的先河。国家法治的进步使乙肝表面抗原携带者们受到前所未有的鼓舞，反歧视诉讼案明显增加。该案律师李某认为："反歧视案向社会传递一个讯息——无论是单位还是个人，在国家相关法律范围内，只要以任何理由侵犯乙肝表面抗原携带者的就业权和隐私权，就必定会坐在被告席上，等待法律的审判。"反歧视相关政策的推进，有助于消除乙肝歧视，保障感染者和患者权益，有助于社会稳定发展。

2. 乙肝用药谈判新进展——一线用药进医保（2016 年）

乙肝的治疗主要为抗病毒治疗，药品价格较高，曾给患者带来了沉重的经济负担。2017 年研究调查显示，住院乙肝患者药品费占 68.57%，而门诊乙肝患者直接医疗费用中，药品费比重高达 83.05%。2013 年李强等通过某综合医院的 1 523 例患者，比较了冠心病、慢性阻塞性肺气肿、慢性肝炎三种不同慢性病医疗费用的构成情况，研究发现慢性乙肝的药品费在总费用中所占比例最高，为 63.52%。2014 年郭峰涛等对山西省 4 地市的研究同样表明，乙肝患者直接医疗费用中，药品费所占比例最大（60.94%）；乙肝门诊就诊费用包括挂号费、检查费和药品费用，挂号费平均 4.6 元 / 次，检查费平均 170 元 / 次，药品费平均 496 元 / 次；家庭年均收入 55 516 元，年均门诊费用 13 363 元，占家庭收入的 24.1%，乙肝患者门诊费用中药品费比例最高（73.9%）。2016 年 6 月，健康时报刊发《药价贵，国家在想办法》一文，原国家卫生计生委向社会公布首批药价谈判结果，其中慢性乙肝一线治疗药物替诺福韦酯（韦瑞德）、非小细胞肺癌靶向药埃克替尼（凯美纳）和吉非替尼（易瑞沙）3 种药品谈判价格将降低一半以上。北京一位乙肝患者表示："近年来一直在服用韦瑞德这款药物，相比于以前，价格的确是降了很多。此前 1 400 元 / 盒，如今 500 多元就能买到。"2016 年 5 月乙肝表面抗原携带者雷某在其微信公众号中表示，刚刚接到国家卫生计生委电话，是药政司药品供应管理处处长韩会学打来的，韩处长说明日中午将在国家卫计委官方网站公布首批国家药品谈判目录名单，乙肝一线药物替诺福韦酯在列。韩处长说："你们数次通过徒步去北京等方式呼吁乙肝药物降价，（国家卫计委）有义务提前给你们通报下。"雷某也很惊喜："有点语无伦次了，因为这会给 1 亿乙肝携带者省下以亿元计的钱。"

从政策实施前后各项月均费用结果来看，政策的实施降低了不同支付方式的乙型肝炎患者及肝硬化患者的月均总费用和月均西药费，但月均检验检查费除了肝硬化自费患者的略有降低外，其他类型患者均升高了。首都医科大学附属北京友谊医院肝病中心主任医师贾继东教授表示："此次采购落实后，恩替卡韦和替诺福韦酯降价将给患者带来重大利好。乙肝感染患者不会吃不起好药了。据估计，替诺福韦酯降价后，病人一年可节省 6 000 元左右。药品价格谈判，让药品价格下来了以后，药物可及性提高，使更多人得到更合适的治疗。此外，国家药品价格谈判品种进入医保以后，会降低医保支付的压力。无论是国家层面、医保支付压力，还有民众的需求，都得到了很好的兼顾。"

3. 减轻患者经济负担——特病门诊来助力（2017 年）

2016 年以前居民医保和新农合特殊病、慢性病门诊补偿工作相对滞后，患者垫付资金压力较大，这些客观因素给部分家庭收入较低的乙肝患者带来沉重负担。2020 年康国俊的疾病负担研究结果显示，乙肝患者次均门诊费用为951.6 元，年人均门诊费用为 11 419.2 元。2014 年张华等调查乙型病毒性肝炎患者门诊直接经济负担时发现，其年门诊费平均 12 714.0 元，占家庭年收入的40.7%。浙江地区的两项研究表明门诊乙肝患者年均直接医疗费用分别为 7 140元和 3 107.13 元，提示乙肝患者的门诊直接经济负担较重。这主要是由于乙肝与其他很多慢性病一样，病期长而无特效药，患者需长期不间断进行抗病毒治疗，再加上现有的医疗条件使得乙肝患者一般无需住院治疗，只需在门诊购药，因而门诊就诊次数多，累计医疗费用高。此外，目前乙肝患者用药的种类较多，品牌也较多，但某些药品要到省级定点医疗机构才能买到，仅仅是来回的交通费用就是一笔不小的开支，再加上繁杂的就医及报销流程给患者带来的不便，无形之中增添了患者的间接经济负担。研究还发现住院乙肝患者次均直接医疗费用为 13 161.60 元，深圳地区的一项研究表明慢性乙肝患者次均住院费用为 14 803.14 元，患者的人均直接费用占人均年收入的 62.3%，家庭年收入的16.4%。高昂的门诊费用，再加上住院费用及其他开支，给乙肝患者带来沉重的直接经济负担。

为了缓解患者经济负担，2017 年 7 月我国人力资源和社会保障部要求各地要根据医疗保险基金收支情况，把一些治疗周期长、费用高的门诊慢性病和特殊病，例如慢性乙型肝炎，纳入门诊特殊慢性病范围。重庆市的具体报销情况如表 1 所示。正如 2015 年 12 月 18 日，习近平总书记在中央经济工作会议上的讲话中指出："要加快医药卫生体制改革，在保基本、强基层的基础上，着力建立新的体制机制，解决好群众看病难看病贵问题。"按照医疗保险"保基本"的原则，遵循医保基金"当期可承受，长远可持续"的要求，将慢性乙型肝炎纳入门诊特殊慢性病范围。相比于住院占用本身有限的医疗资源，纳入特病门诊后，门诊报销方便了患者就诊，减轻了患者经济负担和后顾之忧。

表 1　重庆医保慢性乙肝门诊特病报销比例

		职工医保		居民医保	
		在职	退休	在职	退休
起付标准		无			
报销限额		6 000 元 / 年		1 000 元 / 年，同时患两种或两种以上特殊疾病、慢性病的，每增加一种，年报销限额增加 200 元	
报销比例	一级	90%	95%	80%	
	二级	87%	95%	60%	
	三级	85%	95%	40%	

为响应国家公共卫生和传染病防控工作会议的号召，2015 年重庆市医学会肝病学分会和感染学分会年会期间，与会专家在现场宣读并共同签署了《支持乙肝纳入重庆市特病门诊医保》倡议书，呼吁根据不同治疗方案，为慢性乙肝患者制定相应的报销额度。同时，通过医保精细化管理，提高药物的可及性，降低肝癌、肝硬化比率，有效减轻慢性乙肝患者经济负担，减少重病医疗的经济开支，提升医保基金的使用效率。

三、评析和展望

1. 响应号召以消除对乙肝患者的社会歧视，体现了我国政府对患者合法权益的保护及人文关怀

通过立法，饱受诟病的"乙肝歧视"终于走到了尽头，反"乙肝歧视"运动的重点是乙肝病毒携带者在入学入职时被拒之门外，公民潜意识的"乙肝歧

视"很难说与社会生活中对传染病的"习惯性禁忌"无关。但每个公民作为社会的一份子，享有平等的受教育权、人身人格权、劳动权。习近平总书记指出："健康是促进人的全面发展的必然要求，是经济社会发展的基础条件，是民族昌盛和国家富强的重要标志，也是广大人民群众的共同追求。"政府作为公权机关具有普通个人无法拥有的权力、技术、资金、信息等资源，因此应该最有能力承担起向公众答疑解惑的责任，以此消除公众对乙肝的认识误区，帮助公众消除对乙肝病毒携带者的歧视，培养对于传染病防治的科学态度和理性精神。党和国家历来高度重视提高传染病防治素养，要求各级卫生行政部门依法加强传染病防治健康教育，各级各类医疗卫生机构要宣传传染病防治法律和政策，做好艾滋病、结核病、血吸虫病、病毒性肝炎等重大传染病的健康教育工作，提高城乡居民传染病防治素养。这样做既可以有效地保障公共安全，也可以保障传染病毒携带者和患者的正当权益；而保障了传染病毒携带者和患者的正当权益，也有利于在更高的水平上保障公共安全，维护社会稳定。

2. 乙肝药物大幅降价以及乙肝被纳入特病门诊，是我国政府兑现让老百姓"看得起病"承诺的体现

乙肝药物大幅降价和乙肝被纳入特病门诊，将为实施健康中国战略和不断提升群众获得感、幸福感做出巨大贡献。此外，围绕群众"看得起病"，针对大病情况下医疗费用负担仍较重的问题，在国家和地方层面都有出台相应措施。在地方上，以重庆为例，围绕"看得起病"，重庆市自 2017 年起就深入推进了健康扶贫工程。重庆市卫健委有关负责人介绍："我们设立了健康扶贫医疗基金，形成以基本医保、大病保险为基础，医疗救助、扶贫济困医疗基金、健康扶贫医疗基金、疾病应急救助为补充，商业补充保险为兜底的健康扶贫'七道保障线'。"除健全健康扶贫保障体系外，重庆市还实施了大病集中救治一批、慢病签约服务管理一批、重病兜底保障一批的"三个一批"行动计划。在公共卫

生建设方面,重庆市卫健委积极推进公立医院综合改革,参与药品集中招标采购,加强全行业监管;深入实施健康扶贫,健全贫困群众医疗兜底保障制度。2020年,重庆还重点围绕群众"看得上病",完善基层医疗卫生服务体系,推进医联体内远程诊疗,提升基层服务能力;实施基本公共卫生服务,以特病人群为重点做实家庭医生签约服务。在特定大病(乙肝)中,2016年5月国家药物政策与基本药物制度司将慢性乙肝一线治疗药物谈判价格降低50%以上。2017年7月人力资源和社会保障部将慢性乙型肝炎纳入门诊特殊慢性病范围,同时也制定了相应的管理办法,减轻了大部分乙肝患者门诊医疗费用和负担。这一系列举措有效地解决了乙肝患者最迫切关心的基本医疗保障问题。

四、政策梳理

● 2007 年 8 月　中华人民共和国第十届全国人民代表大会常务委员会第二十九次会议通过《中华人民共和国就业促进法》

　　第三十条　用人单位招用人员,不得以是传染病病原携带者为由拒绝录用。但是,经医学鉴定传染病病原携带者在治愈前或者排除传染嫌疑前,不得从事法律、行政法规和国务院卫生行政部门规定禁止从事的易使传染病扩散的工作。

● 2007 年 11 月　中华人民共和国人力资源和社会保障部印发《就业服务与就业管理规定》

　　第十九条　用人单位招用人员,除国家法律、行政法规和国务院卫生行政部门规定禁止乙肝病原携带者从事的工作外,不得强行将乙肝病毒血清学指标作为体检标准。

　　第六十八条　用人单位违反本规定第十九条第二款规定，在国家法律、行政法规和国务院卫生行政部门规定禁止乙肝病原携带者从事的工作岗位以外招用人员时，将乙肝病毒血清学指标作为体检标准的，由劳动保障行政部门责令改正，并可处以一千元以下的罚款；对当事人造成损害的，应当承担赔偿责任。

● 2009 年 2 月　中华人民共和国第十一届全国人民代表大会常务委员会第七次会议通过《中华人民共和国食品安全法》

　　第四十五条　食品生产经营者应当建立并执行从业人员健康管理制度。患有国务院卫生行政部门规定的有碍食品安全疾病的人员，不得从事接触直接入口食品的工作。从事接触直接入口食品工作的食品生产经营人员应当每年进行健康检查，取得健康证明后方可上岗工作。

● 2009 年 7 月　国务院印发《中华人民共和国食品安全法实施条例》

　　第二十三条　从事接触直接入口食品工作的人员患有痢疾、伤寒、甲型病毒性肝炎、戊型病毒性肝炎等消化道传染病，以及患有活动性肺结核、化脓性或者渗出性皮肤病等有碍食品安全的疾病的，食品生产经营者应当将其调整到其他不影响食品安全的工作岗位。

● 2010 年 2 月　人力资源和社会保障部、教育部、卫生部联合印发《关于进一步规范入学和就业体检项目 维护乙肝表面抗原携带者入学和就业权利的通知》

　　用人单位招用人员，不得以是传染病病原携带者为由拒绝录用；受教育者在入学、升学、就业等方面依法享有平等权利；任何单位和个人不得歧视传染病病原携带者。各级医疗卫生机构不得在入学、就业体检中提供乙肝项目检测服务。

● 2010 年 9 月　卫生部、教育部发布《托儿所幼儿园卫生保健管理办法》

第十四条　托幼机构工作人员上岗前必须经县级以上人民政府卫生行政部门指定的医疗卫生机构进行健康检查，取得《托幼机构工作人员健康合格证》后方可上岗。

托幼机构应当组织在岗工作人员每年进行 1 次健康检查；在岗人员患有传染性疾病的，应当立即离岗治疗，治愈后方可上岗工作。

● 2011 年 1 月　卫生部发布《卫生部办公厅关于进一步规范乙肝项目检测的通知》

各级各类医疗机构在就业体检中，无论受检者是否自愿，一律不得提供乙肝项目检测服务。

● 2016 年 4 月　国家卫生计生委、国家发展改革委等多部委联合发布《关于做好国家谈判药品集中采购的通知》

同时公布了首批国家药品价格谈判结果，最终的谈判品种包括了慢性乙肝一线治疗药物替诺福韦酯（韦瑞德，GSK 产品），非小细胞肺癌靶向治疗药物埃克替尼（凯美纳，浙江贝达药业产品）和吉非替尼（易瑞沙，阿斯利康产品）。在价格方面，替诺福韦酯、埃克替尼、吉非替尼 3 种谈判药品降价幅度分别为 67%、54%、55%。

慢性乙肝治疗用药"替诺福韦酯"由英国葛兰素史克公司（GSK）生产，产品名为"富马酸替诺福韦二吡呋酯片"，商品名为"韦瑞德"，包装规格为 300 mg×30 片 / 瓶。谈判后月均药品费用从 1 500 元降至 490 元，价格降幅为 67%。

五、结束语

2021 年 7 月 28 日是世界卫生组织确定的第 11 个世界肝炎日，国家卫健委确定了"积极预防，主动检测，规范治疗，全面遏制肝炎危害"的宣传主题，旨在号召公众积极主动接种肝炎疫苗，主动进行体检了解肝脏健康状况，慢性病毒性肝炎患者接受规范的抗病毒治疗，全面遏制病毒性肝炎对人类健康的威胁。

多年来，我国病毒性肝炎防治工作不断加强，推进国家免疫规划，全面开展预防乙肝母婴传播工作，加大规范性的治疗和管理，保障患者合法权益，减轻患者经济负担防治工作取得显著成绩，但由于长期积累的乙肝、丙肝等病毒携带者和患者人群基数大，加之社会力量动员不足，公众认识局限，病毒性肝炎的防治任务仍然十分严峻。全面消除歧视有待大规模的知识宣传，为消除公众误区，很多政府机构、专家学者、媒体等各界力量也一直致力于向公众科普乙肝防治知识，消除根深蒂固的乙肝歧视现象，引导公众正确理解乙肝传播途径，共同为乙肝患者提供正常的学习、工作环境。相信通过我国政府和社会各界的不断努力，正面引导并宣传乙肝科普知识，用实际行动关爱乙肝患者，保障其合法权益，我国的病毒性肝炎防治工作将不断取得进步。

重庆医科大学　曾缓　周湘玺　廖佳乐

说明：本案例来源于上海新途社区健康促进社资助项目《慢性病毒性肝炎防治中的社区动员策略研究》。

第二篇
医疗卫生体制改革实践探索

"十四五"期间要坚持人民至上、生命至上，继续深化医药卫生体制改革，增加医疗资源，优化区域城乡布局，做到大病不出省，一般病在市县解决，日常疾病在基层解决，为人民健康提供可靠保障。

健康是幸福生活最重要的指标，健康是1，其他是后面的0，没有1，再多的0也没有意义。新中国成立以来，我国健康事业不断发展，人均预期寿命已与一些发达国家不相上下，但发展还很不平衡。"十四五"期间要坚持人民至上、生命至上，继续深化医药卫生体制改革，增加医疗资源，优化区域城乡布局，做到大病不出省，一般病在市县解决，日常疾病在基层解决，为人民健康提供可靠保障。

摘自新华社"新华视点"微博：《习近平：健康是幸福生活最重要的指标》

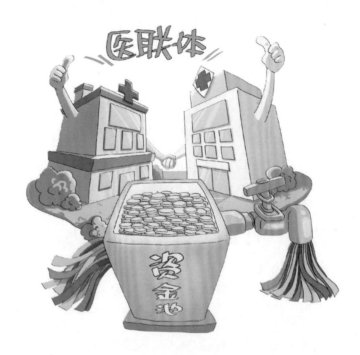

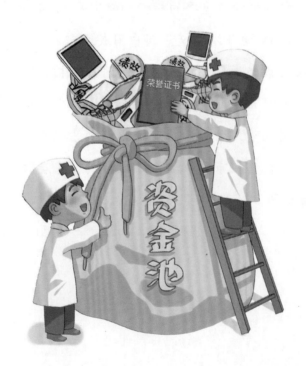

滴水汇流方成海

——"资金池"凝聚起横向医联体改革发展的力量

一、导读

2009 年，中共中央、国务院发布《关于深化医药卫生体制改革的意见》，提出按"保基本、强基层、建机制"的基本原则，统筹安排、重点突出、循序渐进地推进各项医改措施。新医改方案提出的基本原则，恢复和巩固了乡镇卫生院和社区卫生服务中心的地位，强调了政府在强化农村卫生事业管理中的责任，明确了基层医疗卫生机构的功能定位，指出要重点加强基层医疗卫生体系建设，逐渐提高乡镇卫生院等基层医疗机构服务能力、降低收费标准，提高医保报销比例，引导常见病、多发病向基层下沉，逐步实现基层首诊、分级诊疗和双向转诊。

彭水县是重庆市渝东南地区的一个国家级贫困县，2009 年以前，基层医疗卫生机构普遍存在着服务能力弱、经营管理混乱、卫生资源缺乏等问题，导致基层医疗卫生机构基本处于"运行相当艰难，发展几乎停滞"的状态。随着新一轮医改的不断推进，彭水县卫生行政管理部门积极探索，最终走出了一条符合本县的基层医改道路。首先建立建设以农村卫生管理中心为总部，乡镇卫生院全部参与的基层横向医疗联合体为成员的组织架构，并采用集团化管理模式；其次进行财务管理制度改革，并开创性地借鉴合作金融中"资金池"进行财务管理；最后财务管理模式的改革带动机构绩效激励机制等改革。通过把设施留在基层、把资金投向基层、把人才留在基层，全面提升医疗卫生服务能力和医疗保障水平，让群众就近享有更高质量的医疗卫生服务。

因改革效果比较显著，彭水县基层医疗卫生机构集团化管理体制改革于2019 年获评为全国医改优秀案例。国家卫生健康委员会体改司调研组到彭水县调研基层医疗体制改革工作时对彭水县基层医改工作的举措和成效予以充分肯定，并表示彭水县基层医改有很好的示范作用，要把好的经验总结出来进行推广，提升基层医疗体制改革的理论水平。

二、实践——彭水县医联体改革"资金池"模式探索

2003—2008 年，我国卫生事业发展坚持以科学发展观为指导，进入了强调公益、改善民生的新阶段，关注民生、解决人民群众关心的健康问题、卫生问题，也已经取得了重大成效。但在新一轮医改背景下，基层医疗卫生机构系统化的管理体制、投入机制、运行机制等保障制度仍不健全，与改革发展目标不协调，卫生事业长期积累的一些体制性、机制性、结构性的问题矛盾日益凸显。尤其是基层医疗卫生机构在第一次医改过程中受到了较大的冲击，在此阶段面临财政投入不足、卫生服务能力差，无法满足群众健康需求等困境。

重庆市彭水县作为国家级贫困县，基层医疗卫生机构的运行发展境遇更加艰难，如何走出困境，这是彭水县卫生行政管理部门绕不开的工作重点。

1. 积弱运行艰，新医改前基层机构局面堪忧

1.1 管理理念滞后，难以适应新的发展形势

基层医疗卫生机构管理人员的现代管理理念缺乏，财务管理制度不健全，

部分基层医疗卫生机构财务管理制度形同虚设，岗位职责设置不清，相互监督力度不足，普遍存在"家庭式"管理，钱由院长支、账由院长做、效益归自己、债务交国家，财务管理意识薄弱，难以发挥有效的管理、监督作用，加之财政投入严重不足，可持续发展非常困难，存在大量内部管理混乱的情况，导致基层机构的运行系统很难跟上时代的步伐，难以适应新的发展形势。

1.2　卫生资源匮乏，严重影响机构运行发展

卫生资源是卫生行政管理部门开展卫生保健活动的物质技术基础。在彭水县基层医疗卫生机构中，卫生资源的匮乏始终是基层发展的难题。据了解，2009 年前，全县 40 个基层医疗卫生机构仅有业务用房 1.4 万平方米；仅有 8 个中心卫生院配有 X 光机、黑白 B 超机、半自动生化分析仪等基本医疗设备，部分普通乡镇卫生院检查设施设备依然为血压计、听诊器、体温表"老三件"；40 个基层医疗卫生机构仅有执业（助理）医师 153 人，注册护士 58 人。基层医疗机构的卫生资源匮乏，严重影响机构运行发展。

1.3　服务能力薄弱，难以满足群众卫生需求

基层医疗机构卫生健康服务能力薄弱，不能给予居民及时、便捷、有效的服务。基层医疗机构留不住病人，也留不住医生，部分乡镇卫生院基本不能开展医疗服务活动，仅能从事部分公共卫生服务，这也导致当地居民不相信乡镇医院的服务能力，每当生病时第一时间想到的是私人诊所或县医院而不是乡镇卫生院。服务能力和水平的低下，严重影响到农村居民就医获得感和满意度。

1.4　保障机制脆弱，极大挫伤医务人员积极性

基层医疗卫生机构在薪酬待遇、发展空间、执业环境等方面缺乏有效的制度安排，未能发挥基层医务人员积极性。一方面基层绩效工资改革方案中提到工资包含基础绩效与奖励性绩效，但是并没有相关的细则，导致工资分配的激

励导向机制失灵，医务人员干多干少一个样，大锅饭问题逐渐显现。另一方面基层医疗卫生机构经费不足，基层医疗卫生机构不敢派人出去培训学习，除此之外外出学习加重了基层医务人员的负担，致使基层医务人员参加继续教育意愿不强，极大挫伤医务人员积极性。

2. 逢难则思变，新医改破局基层医疗卫生机构困境

2.1　构建基层横向医联体，实施集团化管理

2009 年起，为了缓解基层医疗卫生机构中遇到的各种难题，经过多方调研和论证，通盘考量，充分听取各利益相关部门的意见后，彭水县统一整合基层卫生资源，启动了全县基层医疗卫生机构集团化管理改革。首先，县委、县政府授权县卫生行政管理部门组建县基层医疗卫生机构集团化管理委员会，履行领导、保障、管理、监督责任；然后，在集团化管理委员会授权下，通过新设立组织机构——农村卫生管理中心，主要承担集团日常管理职责，统一规划、统一配置人、财、物等资源，实现对基层医疗机构发展计划、预算安排、审计监督等工作，同时对服务能力弱、管理水平低的成员单位进行直接参与帮扶或管理，推动基层医疗机构规范发展。同时建立起以农村卫生管理中心为集团总部、以 40 个基层医疗卫生机构为成员单位的集团化管理新型模式，让乡镇医院"抱团式"发展。自此彭水县基层医疗卫生机构综合改革的帷幕正式拉开。

2.2　构筑"资金池模式"，创新集团财务改革

（1）财务管理制度改革。为了让基层财务管理精准化、规范化，集团内部随后成立会计核算中心，搭建财会核算信息系统，将基层医疗卫生机构所有资金和收支纳入会计核算中心账户，对集团成员单位实行"统设账户、资金归集、分户核算、统筹实施"的集中统一核算、收支两条线管理。各基层医疗卫生机构的日常开支项目、额度等情况，都会经过集团审核，随后会计核算中心根据

预算和集团审核意见，每月统一核拨经费。

（2）资金池的构筑和使用。经过不断的探索与论证，集团引入共享经济中的"合作金融"理念，着手在集团内部建立"资金池"制度。会计核算中心从账户中统一提取集团成员单位业务收入的 10% 和医疗纯收入的 10%，整合闲散资金、部分成员单位原有积累资金和卫生事业经费，这样就构筑成了集团"资金池"。按照统筹兼顾的原则，"资金池"内的资金由集团总部根据整体规划布局以及各单位的实际发展状况使用。"资金池"中提取的"两个10%"以及各机构闲散资金、原始积累资金部分带有互助合作金融性质，基层医疗卫生机构申请使用这部分资金后，需要免息还款；"资金池"中统筹的卫生事业经费使用后则不需还款。"资金池"的资金主要用于两个方面，一是根据基层医疗卫生机构的申请用于支持其硬件建设，改善就医环境，如乡镇卫生院业务用房改扩建，医疗设备配置、更新等。二是用于软件建设，即人才培养经费，以引进、培养、保障人才、提高人才综合素质，例如，对于到市三甲医院进修的医生，培训期间由"资金池"按每人每年 6 万元对其所在单位予以补助，对进修人员绩效工资予以保障。"资金池"中安排经费对偏远乡镇医务人员每人每月增加600 ~ 800 元特殊工资补贴。此外，按成员单位年收入 1% 提取医疗风险金，统一购买医疗责任险，用于医疗纠纷赔偿补助。

2.3　优化绩效考核制度，激励机构和个人活力

为了着力提高基层医疗机构及其医务人员的积极性，集团又开始在绩效机制上下功夫。在集团内出台了激励与约束相结合的基层医疗卫生机构及主要领导绩效考核办法，建立基本医疗和公共卫生服务考核结果并重的考核评价指标体系。采用日常督导（60%）与年终考核（40%）相结合的综合考核方式来改善年终突击考核任务在年终考核中占大头的情况。农村卫生管理中心按年初下发的考核目标进行考核，绩效考核结果不同，各单位绩效工资总额也做相应调整，按照优绩优酬的原则，并且单位考核结果与院长绩效考核挂钩。例如，考评优

秀的单位会从"资金池"中按人社部门核定总额的 1.5 倍予以绩效工资总额托底。对于普通医务人员也实施了一系列举措提高医务人员的积极性，例如加大奖励性绩效分配比例，由 40% 提高到不低于 70%，取消封顶限制。考核重点向一线岗位、业务骨干和做出突出贡献的在编职工倾斜。并且提高职工个人绩效工资中服务数量、服务质量、服务态度、群众满意度等情况的占比。

2.4 完善人才保障机制，稳定基层人才队伍

针对基层引才难、留才难、短期培训效果不佳等问题，依靠"资金池"的支持，集团不断健全完善人才保障机制。在集团内部，建立了全面统筹管理的基层医疗卫生机构人员使用机制。对基层医疗卫生机构工作人员实行定编定岗不定人，集团根据各单位服务范围、实际业务需求等情况动态调配人员；人事薪酬管理制度方面也做了新尝试，对到基层工作的医学类毕业生可提前 6 个月转正、高定 2 级薪级工资。从"资金池"中安排经费，对到县内偏远乡镇工作和评优的医护人员发放特殊补贴。高度重视全科医学，建立了全科医生培训机制，给参训人员发放特殊补贴，在职称晋升、评优评选等方面重点向他们倾斜。

3. 改革抱成团，基层医疗卫生机构整体换新颜

3.1 卫生资源大幅增加

随着改革的不断深入，"资金池"模式作用的不断发挥，基层医疗卫生机构的卫生资源同改革之前有了很大的改观。现在乡镇卫生院大楼宽敞明亮，大楼前的院坝干净整洁，病房和设备经过统一规划、更新换代，服务机构离家越来越近，费用越来越低，医疗服务能力明显提高。以某卫生院超声科 10 年变化为例，彩超设备已经更换了四代，现在这台从德国进口的全英文屏彩超设备，清晰度和精准度都非常高，"资金池"建立之后，乡镇卫生院不用专门跑资金、跑手续，很方便地就借钱建新楼，买新设备。现在，患者越来越相信基层医疗

机构,医生技术越来越好,收入也不断提高,有效提高了基层医生的工作积极性。农村卫生管理中心已累计安排使用"资金池"内资金近 5 亿元,集团新改扩建基层医疗卫生机构 40 所、撤并乡卫生分院 21 所,集团成员单位在配齐基本医疗设施设备的基础上,均配备全自动生化分析仪、彩超、数字化影像系统等设备,不仅领先于周边区县,即使与江浙地区同等级医疗机构相比也毫不逊色。除此之外,"资金池"内安排专项经费用于人员培训和保障也取得了明显的成效。比如,2020 年,成员单位执业(助理)医师、注册护士数较 2009 年分别增长 1.18 倍、3.38 倍,全科医生从 2008 年的 0 名增加到了 2020 年的 128 名,同时,集团在 2020 年选派 83 人到上级医院进行专科进修学习,医务人员服务水平得到提高。

3.2　医疗服务能力持续向好

基层医疗卫生机构组成的横向医联体,促使集团成员医疗服务能力提升明显,为整个集团的长期稳定发展奠定了坚实基础。以前是单兵作战,基础太弱,卫生院设备简陋,人才稀少。现在靠着"资金池"的作用,卫生院发展劲头足,服务能力强,基础疾病、简单手术都可以完成,村民的很多需求都能够得到满足。"资金池"对卫生资源的有效规划配置,同样带动了基层医院业务量的提高。2009—2020 年,基层医疗卫生机构总诊疗人次数、年住院人次数持续增长,年均增长率分别为 11.17%、11.34 %,基层医疗卫生机构业务量、收入水平提升明显,为基层医疗卫生机构长期稳定发展打下了坚实的物质基础。改革中卫生行政管理部门不断做细做实分级诊疗服务体系,加快推进县域医共体建设,上下联动,龙头单位对基层医疗机构学科共建、技术帮扶,让基层的学科强起来,基层能力得到提高,初步实现老百姓"小病不出镇,大病不出县"的目标。门急诊、住院患者留在乡镇就医比例连续多年超过 72%。

3.3　医务人员积极性充分调动

实行绩效改革后,基层医疗卫生机构及医务人员积极性提高,推诿病人的现象有极大改善。绩效考核政策鼓励医务人员积极培训进修，改变了以往医务人员不愿参加培训以及应付培训的问题，改善了培训效果。医疗服务收入扣除成本并按规定提取各项基金后主要用于人员奖励，职工人均收入逐年增长，医师积极性得到有效激发。新的绩效机制实施后，在 2018 年，全县基层人员经费支出占总支出的比重由改革前的 26% 增加到 41%，基层人员教育培训支出经费达 380 万元；医务人员年收入达 12.08 万元，较改革前增长 5.6 倍。近年来，不仅基层医务人员人均工资以每年近 2 万元的增幅增长，集团每年还会落实 100 万元专项资金，用于全科医生队伍建设和特殊人才补贴，培养人才，留住人才。新的绩效激励机制，将监管职能高度整合，有效地调动了基层医疗卫生机构的发展动力和基层医务人员的积极性。

3.4 群众就医满意度逐步提高

现在的乡镇卫生院，医生医疗技术不断提高，医疗设备不断升级更新，当地居民越来越相信乡镇卫生院的医疗技术，认为设备并不比县医院差，同样能把病看好，特别是基层医院报销比例非常高。以 R 乡乡镇卫生院为例，城乡居民医保报销起付线为 100 元，报销比例高达 80%，如果换作二级医院，起付线则为 300 元，报销比例仅 60%，所以现在一般的疾病甚至一些手术，大家都愿意选择乡镇卫生院。基层医疗卫生机构集团化管理后，极大地方便了群众就近就医。现在群众在家门口就能享受到与大医院接近的优质诊疗和检查检验等服务，65 岁以上老年人在完成规定的健康管理项目基础上，还可免费做胸部数字化 X 线检查；基层统一购置、配备有公共卫生工作常备检测仪器和治疗常规疾病药品的救护车，每周进村入户上门送医送药，农村行动不便的老年患者在家门口就可以享受到优质健康管理服务。基层改革后，群众对基层医院的信任度和满意度也得到增强。

三、评析与展望

1. 加大政策支持，积极谋求发展

面对基层医疗卫生机构在发展中普遍面临的筹资渠道单一、资金严重不足、医疗卫生服务条件改善缓慢等问题，彭水县作为国家级贫困县，并未采取消极等待的态度，积极作为，勇于探索、谋求创新，在考虑多方利益的基础上，运用整体性治理理念对基层水平的医疗卫生资源进行重新整合和规划，力求改变其"独自经营、独自管理、独自服务"的分块管理格局，努力实现卫生从"自给自足"到"合作共赢"的转变，推动基层卫生机构"统筹、快速、协调、均衡"发展，其主动改革的愿望强烈、思路明晰。

2. 创新管理体制，提高管理能力

彭水县大胆借鉴大型企业的成功管理经验，经过多方调研与论证在基层医疗卫生机构改革中提出"集团化"管理的理念，通过创新管理体制，不仅关注到了多个单位的权益，同时实现了管理体制的整合，通过制定章程，明确管理责任、权利和义务，完善管理制度等，统筹集团内资源，提高管理效率，基本上实现了在现有制度下对基层医疗卫生机构的规范化、专业化管理。彭水县独立设置农村卫生管理中心，建立起以农村卫生管理中心为集团总部，各基层医疗卫生机构为集团成员的新的组织构架，人员的合理规划、卫生服务水平的提升、信息平台的有序建设、医疗联合体内资源的有效共享等核心机制得到了整合与统一。

3. 规范财务管理，增强发展动力

为弥补发展资金的不足以及规范各基层医疗卫生机构的财务管理，彭水县借鉴合作金融、共享经济的理念,在医疗卫生领域创新性地使用金融领域中的"资金池"模式，在横向医联体内部实现"集中资金办大事"，在资金归集过程中，坚持把居民利益放在第一位，运用政策调控，使得管理部门与各相关的医疗机构在博弈的过程中获得最大利益，防止资源浪费。同时做到了在国家财政投入不足、自身发展受限的情况下，大力增强了基层医疗卫生机构发展的动力。财务管理制度不断规范，也提高了各基层医疗卫生机构资金的使用效率。在"资金池"模式下，各基层医疗卫生机构的收入、支出以及核算互相分离，并处于核算中心的监管之下，有效保证了各项支出的真实性；而且可以随时掌握资金动向，保证专款专用，有效解决了资金闲置、低效问题。

4. 强化保障措施，发挥激励作用

彭水县根据实际情况，建立绩效考核新机制，真正体现按劳分配，激发医务人员积极性。整合型的筹资模式能够对机构参与协同产生较强的激励作用，进一步促进医联体内资源配置整体效率的提升。集团绩效考核模式的转变，将绩效工资中的基础性绩效合并到奖励性绩效工资中，并对奖励性绩效工资细则进行调整，拉开工资的等级差距，打破了以往反复出现的"大锅饭"局面。在绩效考核中，重新进行指标测算，针对具体问题具体分析，保证了均衡发展。建立健全基层人才保障机制，推动基层人才发展。实施特殊人才津贴、工资补贴制度以及建立全科人才激励机制,多方渠道促进基层医疗卫生机构人员发展，稳定基层人员队伍，增强基层医疗卫生服务能力。

四、政策梳理

● 2009年3月　中共中央、国务院印发《关于深化医药卫生体制改革的意见》

建立中国特色医药卫生体制，逐步实现人人享有基本医疗卫生服务的目标，提高全民健康水平。

● 2015 年 3 月　国务院办公厅印发《全国医疗卫生服务体系规划纲要（2015—2020 年）》

构建与国民经济和社会发展水平相适应、与居民健康需求相匹配、体系完整、分工明确、功能互补、密切协作的整合型医疗卫生服务体系。

● 2016 年 10 月　中共中央、国务院印发《"健康中国 2030"规划纲要》

到 2020 年，建立覆盖城乡居民的中国特色基本医疗卫生制度，健康素养水平持续提高，健康服务体系完善高效，人人享有基本医疗卫生服务和基本体育健身服务，基本形成内涵丰富、结构合理的健康产业体系，主要健康指标居于中高收入国家前列。

到 2030 年，促进全民健康的制度体系更加完善，健康领域发展更加协调，健康生活方式得到普及，健康服务质量和健康保障水平不断提高，健康产业繁荣发展，基本实现健康公平，主要健康指标进入高收入国家行列。到 2050 年，建成与社会主义现代化国家相适应的健康国家。

● 2017 年 1 月　国家卫生计生委印发《关于开展医疗联合体建设试点工作的指导意见》

明确医联体建设的四种组织模式：医联体（即医疗联合体）、医共体（即医疗共同体）、专科联盟、远程医疗协作网。

● 2017 年 4 月　国务院办公厅印发《关于推进医疗联合体建设和发展的指导意见》

逐步形成多种形式的医联体组织模式，明确医联体建设目标及时间进度。

● 2017 年 5 月　国务院办公厅印发《深化医药卫生体制改革 2017 年重点工作任务》

坚持强基层、建机制，深化医疗、医保任务、医药联动改革。

● 2018 年 1 月　国务院办公厅印发《关于改革完善全科医生培养与使用激励机制的意见》

改革完善全科医生薪酬制度，全面提高全科医生职业吸引力。

● 2019 年 5 月　国家卫生健康委员会发布《关于推进紧密型县域医疗卫生共同体建设的通知》

进一步推动健康中国建设，满足群众健康需求。

● 2019 年 5 月　国家卫生健康委、国家中医药局联合发布《关于开展城市医疗联合体建设试点工作的通知》

推进医疗联合体（以下简称医联体）建设，构建优质高效的医疗卫生服务体系，逐步实现城市医联体网格化布局管理。

● 2019 年 6 月　国务院办公厅印发《深化医药卫生体制改革 2019 年重点工作任务》

制定医疗联合体管理办法。（国家卫生健康委负责，2019 年 11 月底前完成）

● 2020 年 7 月　国家卫生健康委、国家中医药局发布《医疗联合体管理办法（试行）》

构建优质高效的医疗卫生服务体系，在充分总结各地医疗联合体建设试点工作经验基础上，加快推进医联体建设，逐步实现医联体网格化布局管理。

● 2020 年 9 月　国家卫生健康委、国家医保局、国家中医药局印发《紧密型县域医疗卫生共同体建设评判标准和监测指标体系（试行）》

提升县域和基层医疗卫生服务能力，引导紧密型县域医疗卫生共同体健康发展。

五、结束语

健康是每一个人成长和实现幸福生活的重要基础，医疗卫生服务直接关系着人民群众的身体健康。让全体中国人民享有更高水平的医疗卫生服务，也是我们党"两个一百年"奋斗目标的重要组成部分。凝聚医疗卫生资源，为群众提供安全、有效、方便、价廉的公共卫生和基本医疗服务，解决好基层群众看病难、看病贵的问题迫在眉睫。彭水县实行基层医疗卫生机构改革，在困境中建立基层卫生机构横向医联体，运用集团化管理模式，引入合作金融中的"资金池"理念，采取一系列改革措施，取得明显成效。总的看来，在改革中，医疗设施、资金、人才三者合一，全面提升了医疗卫生服务能力和医疗保障水平，"看病难"问题在基层得到解决，百姓得到甘露的滋养，对基层医疗卫生机构的信任度和满意度增加，促使业务量大幅增长，自身发展后劲充足，展现了基层医疗卫生机构蓬勃发展的现状和抱团前进的动力，实现基层集团内部各医院健康稳定发展。其他地区基层医疗卫生机构在改革实践中可从中萃取精华，挖掘改革中的独特优势，推动当地的基层医疗发展。相信在不远的将来，医疗联合体会不断发展壮大，成为建设健康中国、实现中国梦伟大征程中亮丽的一抹颜色。

重庆医科大学　许红　陶洲　刘海波

说明：本案例来源于重庆医科大学与彭水自治县卫生健康委科研协作项目《彭水基层医改探索与实践研究》。

要加大公立医疗卫生机构建设力度，加强国家医学中心、区域医疗中心、县级医院建设。

要加大公立医疗卫生机构建设力度，加强国家医学中心、区域医疗中心、县级医院建设，加快优质医疗资源扩容和区域均衡布局，让广大人民群众就近享有公平可及、系统连续的预防、治疗、康复、健康促进等健康服务。

摘自新华社北京 2020 年 9 月 22 日电：《习近平在教育文化卫生体育领域专家代表座谈会上的讲话》

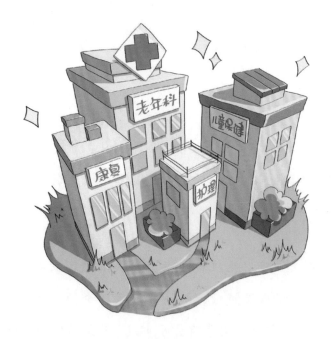

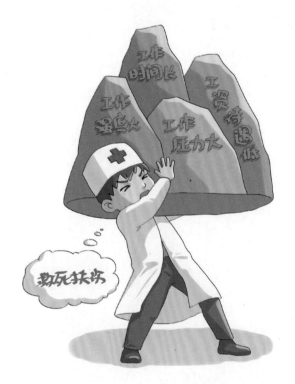

从"粗放"到"精细"

——重庆市第九人民医院绩效管理改革

一、导读

如何实现公立医院社会效益与运行效率的有机统一，充分调动医务人员积极性，一直是医院治理体系和管理能力现代化建设的重点和难点之一。早在2009年3月，中共中央、国务院印发《关于深化医药卫生体制改革的意见》中便提出要加强绩效考核，建立以服务质量为核心、以岗位责任与绩效为基础的考核和激励制度，形成保障公平效率的长效机制。

2016年8月19日，习近平总书记在全国卫生与健康大会上指出："当前，医药卫生体制改革已进入深水区，到了啃硬骨头的攻坚期。要加快把党的十八届三中全会确定的医药卫生体制改革任务落到实处。要着力推进基本医疗卫生制度建设，努力在分级诊疗制度、现代医院管理制度、全民医保制度、药品供应保障制度、综合监管制度5项基本医疗卫生制度建设上取得突破。"其中的"现代医院管理制度"，为未来公立医院的高质量发展指明了方向。

2016年12月，国务院印发《"十三五"深化医药卫生体制改革规划》中提出建立科学有效的现代医院管理制度。要求建立以质量为核心、公益性为导向的医院考评机制；健全医院绩效评价体系，机构考核应涵盖社会效益、服务提供、质量安全、综合管理、可持续发展等内容，重视卫生应急、对口支援以及功能定位落实和分级诊疗实施情况等体现公益性的工作。医务人员考核应突出岗位工作量、服务质量、行为规范、技术难度、风险程度和服务对象满意度等指标，考核结果与政府投入、医保支付、人员职业发展等挂钩，为公立医院绩效考核制度的改革完善提供了参考依据。

2017 年 7 月，国务院办公厅印发《关于建立现代医院管理制度的指导意见》，明确提出现代医院管理制度建设的指导思想：全面贯彻党的十八大和十八届三中、四中、五中、六中全会以及全国卫生与健康大会精神，深入贯彻习近平总书记系列重要讲话精神和治国理政新理念新思想新战略，认真落实党中央、国务院决策部署，统筹推进"五位一体"总体布局和协调推进"四个全面"战略布局，牢固树立和贯彻落实创新、协调、绿色、开放、共享的发展理念，坚持党的领导，坚持正确的卫生与健康工作方针，坚持中国特色卫生与健康发展道路，不断提高医疗服务质量，努力实现社会效益与运行效率的有机统一，充分调动医务人员积极性，实行民主管理和科学决策，强化公立医院引领带动作用，完善多元办医格局，加快医疗服务供给侧结构性改革，实现医院治理体系和管理能力现代化，为推进健康中国建设奠定坚实基础。

2019 年 1 月，国务院办公厅发布《关于加强三级公立医院绩效考核工作的意见》，首次由国家层面制定公立医院绩效考核的统一标准、关键指标、体系架构和实现路径，以点带面，抓住重点，逐级考核，形成医院管理提升的动力机制。各省份按照属地化管理原则，结合经济社会发展水平，对不同类别医疗机构设置不同指标和权重，提升考核的针对性和精准度。以期通过绩效考核，推动三级公立医院在发展方式上由规模扩张型转向质量效益型，在管理模式上由粗放的行政化管理转向全方位的精细化绩效管理，促进收入分配更科学、更公平，实现效率提高和质量提升，促进公立医院综合改革政策落地见效。随后，全国启动三级公立医院绩效考核工作，绩效考核指标体系、标准化支撑体系、国家级和省级绩效考核信息系统初步建立，探索建立绩效考核结果运行机制。到 2020 年，全国基本建立较为完善的三级公立医院绩效考核体系，三级公立医院功能定位进一步落实，内部管理更加规范，医疗服务整体效率有效提升，分级诊疗制度更加完善。

在上述国家政策文件指导下，重庆市各类医院积极开展现代医院管理制度和绩效考核制度的改革探索，其中重庆市第九人民医院（以下简称"九院"）改革启动最早，通过绩效管理体系的改革，实现了医院管理模式由粗放式行政化管理向精细化绩效管理的转型，促进了收入的公平分配，体现了医务人员的技术价值，激发了员工的积极性，实现了医疗效率和医疗质量的双提升，成为改革成效最为显著的医院之一。

二、实践——重庆市第九人民医院平衡计分卡战略绩效管理系统

1. 重庆市九院绩效管理改革背景

改革前，由于综合技术实力在   排名靠后，重庆市九院由重庆市卫生局管辖下放为北碚区卫生局直接管辖。后来，在区域医疗中心和三甲医院的创建过程中，面临财政补偿有限、学科建设发展迟缓、医务人员工作积极性低、患者费用不合理增长、群众满意度不高等一系列问题，医院领导充分认识到：现行的传统绩效管理体系难以支撑医院可持续发展和区域医疗中心的战略发展目标。具体表现为：传统绩效考评体系设置过于粗放，对科室经济指标赋予的权重较大，不利于促进医院社会效益与运行效率的有机统一，而且与各类科室专业特征脱钩，难以体现临床、行政等不同科室在工作内容、工作强度、风险程度、医疗质量、科研教学、医德医风等各方面的差异，无法真实反映医务人员高技术、高风险、高职业压力等特征，对医务人员的激励性不足。因此，开展绩效管理改革最终成为九院领导班子的一致选择。"平衡计分卡"

战略绩效管理方式，因其特有的财务、客户、流程、学习与成长四维度兼顾平衡、综合管理的特质进入了九院管理团队的视野。经过一段时间的学习认识、策划准备和实验研究，九院在国内率先引入平衡计分卡进行绩效管理改革，基于医院发展战略目标，对全院财务、流程、患者、学习与成长四个维度进行战略分析，建立和完善了平衡计分卡指导下的医院、科室（临床、医技、行政职能）绩效评价指标体系。

2. 九院绩效管理改革过程

2.1 九院绩效管理改革实施思路

第一，领导层带头学习，形成改革决心与共识。领导层是实施平衡计分卡的推动者，需要首先通过对平衡计分卡进行系统学习，形成全面推动平衡计分卡改革的决心与共识，并对改革实施的时效和成本有充分地理解，才能形成改革的持续推动力。同时，领导层作为改革实施的管理者，只有充分掌握了平衡计分卡的理论及应用，才能对改革中的数据表达作出正确应答。

第二，构建多专业融合性工作团队，开展改革全程辅导。改革由医护技、财务及管理人员组成多专业融合性团队作为平衡计分卡专项工作小组在院级领导的带领下推进，才能理清各个科室、各类指标的逻辑关系，然后对目标科室已有的真实数据进行科学分析，制定合理的战略目标，进而持续、循环地推进绩效计划制定、绩效辅导沟通、绩效考核评价、绩效结果应用和绩效目标提升的改革方案。

第三，先行试点，再全面推广。任何改革成效都不是一蹴而就的，需要时间空间来逐步体现，需要密切监控改革过程、不断发现问题、总结完善，这个过程一般需要 1 ~ 2 年，因此，九院改革之初选择临床和行政科室中代表性科室小范围试行，以减少改革阻力，取得成熟经验后再全面推开。

第四，分阶段定位战略目标，遴选绩效评价关键指标。目标与指标具有阶段性的特征，不同时期的战略目标有所不同，执行方案中关键指标也会有所不同。因此战略目标的准确定位，是获得关键指标的基础。确定关键驱动型指标，并赋予合适的数值与权重，对初次设立平衡计分卡的科室是非常困难的，解决的思路为：仔细分析相关因素，量化对比；在实践中检验、修正；借鉴前期试点科室经验。

第五，开展行政部门岗位分析，实现非财务指标量化。平衡计分卡的优势之一就是量化评价。临床科室的财务指标或者工作量指标易于量化，而行政科室作为非生产性部门，非财务指标居多，往往难于量化。解决办法为：除通用性指标外，针对各行政科室工作职责开展岗位分析，构建以科室个性化工作量考核为主的指标，作为评价依据。

第六，建立一体化、定量化、信息化系统，保障战略绩效精细化管理。信息化软件系统能够全面、精准、快速抓取各类绩效评价指标数据，实现系统自动生成95%以上的会计、成本凭证，通过网上填制领用计划单、审批、下发、自动出库等流程，实现无纸化办公，大大提高了办公效率、降低了资源消耗。九院最终实现材料成本降低20%，库存积压成本降低30%，综合管理成本降低10%，固定资产使用效益提高15%，工作效率提高30%以上，医院综合经济效益得到明显提升。

2.2　九院绩效管理改革指标体系

首先，九院将平衡计分卡应用于医院战略绩效管理，经过多年的理论与实践探索，以全面成本管理为基础，成本可支撑运行为战略指导，创新性地建立起如何将公立医院的公益性方向和市场化运行的实际相结合的平衡计分卡战略绩效管理实施程序，见表1。

然后，结合现行医院管理政策与当地政府重大医疗卫生目标、经济水平及社会环境，在上述实施程序指导下反复实践，寻找医院生存发展、医疗服务行为和相关运行成本支撑之间的逻辑互动、量化管理关系，系统地建立了以成本控制管理为导向，以财务管理为核心，兼顾患者、流程、学习成长各维度的公立医院平衡计分卡战略执行逻辑量化管理指标体系，见表2。

接着，在医院层面平衡计分卡指标体系的基础上，遵循九院平衡计分卡战略绩效管理实施程序，分别构建并成功实施了临床、医技、行政三类科室规范化平衡计分卡绩效评价指标体系，最终构建起信息化、精细化管理的九院《医院平衡计分卡战略绩效管理系统》。

表1　重庆市九院平衡计分卡战略绩效管理实施程序

程序步骤	具体内容
目标单位确定	实施对象、目的
PEST、SWOT 分析	对本单位（目标实施单位）进行 PEST、SWOT 及波特五力分析，以得到科学客观的各项数据资料，是战略目标的设置，规划的制定，可执行的实施方案及其任务分解，数据指标的选取采用以及执行发展中调整控制的基础
愿景战略目标规划方案	对战略目标的设置，规划的制定，可执行的实施方案设计，在 4 个维度（层面）制定目标任务、创建指标体系
执行方案分解科室（部门）	通过学习讨论沟通，使执行部门对各自的任务、目标理解认同，形成总体战略上的共有价值观
实施（PDCA）	按照计划执行实施，检查反馈调整控制

表2　重庆市九院医院层面平衡计分卡指标体系

一级指标	二级指标	三级指标	考评来源
财务维度（40）	医药收入合理增长（22）	医药总收入（10）	财务数据
		出院人数（7）	增长情况
		门诊人数（5）	增长情况
	医药收入结构控制（18）	三保统筹控制（3）	各医保数据
		药品比例（5）	数据统计
		门诊人均费用（5）	数据统计
		住院人均费用（5）	数据统计

续表

一级指标	二级指标	三级指标	考评来源
客户维度（16）	满意度（6）	质量满意度（2）	问卷
		服务满意度（2）	
		员工满意度（2）	员工流动情况
	医疗纠纷（2）	有效投诉率（1）	数据统计
		医疗事故率（1）	数据统计
	公共卫生（4）	公共卫生任务完成（2）	数据统计
		突发事件处理（2）	数据统计
	表彰（4）	全国表彰（2）	数据统计
		市、区级表彰（2）	数据统计
流程维度（22）	诊疗质量（7）	出入院诊断符合率（2）	数据统计
		治疗有效率（3）	数据统计
		危重病人抢救成功率（2）	数据统计
	机制建设与流程改善（7）	工作执行与协调（2）	规范化科室考评
		创新工作举措（2）	规范化科室考评
		规章制度执行（3）	规范化科室考评
	工作效率（8）	人均医药收入（3）	数据统计
		病床使用率（2）	数据统计
		设备使用率（3）	数据统计
学习成长维度（22）	学科建设（8）	新技术开展（4）	数据统计
		论文发表（2）	数据统计
		科研项目（2）	数据统计
	人力资源（6）	继续教育（4）	数据统计
		人才引进（2）	数据统计
	教学工作（8）	大课教学完成（4）	数据统计问卷评价
		实习教学完成（2）	
		教学评价（2）	

（1）设置临床科室平衡计分卡。

临床科室作为医院战略的具体执行单位，采用平衡计分卡管理系统，能够使临床科室根据医院的愿景、战略目标，清晰规划科室发展，并制定具体性的执行计划，逐步实施并完成相应目标。临床科室层面的平衡计分卡指标体系在财务维度与医院层面基本相同，患者、流程与学习成长维度与医院层面相比则更为细致。结合行业管理部门的各项要求，考评方式也较为复杂，见表3。

表3 重庆市九院临床科室平衡计分卡指标体系

一级指标	二级指标	三级指标	诠释与考评
财务维度（40）	收入合理增长（16）	科室医药收入（6）	各指标值依据上年财务、统计数据、战略设置目标值完成的情况设置评价得分等级
		人均医疗收入（10）	
	工作量（10）	门诊人次数（5）	
		住院人次数（5）	
	结构控制（14）	药比控制（4）	
		耗材比控制（3）	
		三保统筹管理（4）	三保统筹考评
		可控成本增长幅度（3）	
患者维度（5）	满意度（5）	患者评价（4）	住院患者调查问卷
		获得表彰（1）	信函、锦旗、证书
	医疗争议	有效投诉	降低评比等级
		发生医疗赔付	讨论后一票否定
流程维度（38）	医疗质量管理（26）	医疗质量管理（8）	采用运行病历管理
		护理质量管理（6）	护理工作检查表
		临床用药评价（3）	ADR监测、处方点评
		院感控制（4）	院感管理考核标准
		病历文书管理（5）	病历质量控制管理

一级指标	二级指标	三级指标	诠释与考评
流程维度（38）	医疗安全控制（12）	核心制度知晓（1）	医疗安全及质量评查
		核心制度执行（6）	
		危急值报告制度（1）	
		医院内网安全（2）	网络安全管理条例
		设备维护保养（2）	设备管理条例
学习成长维度（17）	执行与发展（6）	政令执行（2）	
		发展规划（1）	总结、规划、措施
		新技术开展（3）	自报，医务部审核
	继续教育（3）	继教项目（1）	临床科室有关继教、科研、教学考核办法
		继教项目参与度（1）	
		业务培训（1）	
	教学（5）	大课教学（3）	
		实习教学（2）	
	科研（3）	科研项目（1）	
		发表文章（2）	

注："医疗争议"为非"记分"类维度。

（2）设置医技科室平衡计分卡。

医技科室的经济效益是医院经济的重要来源之一，指标体系设置时对其经济效益的关注是必然的，但医技科室主要的职责是执行临床医师对患者开具的相关专业辅助功能医嘱，从各自相关专业的角度保质保量，为临床医师提供结果信息，并在工作中提高工作效率。因此其经济效益的产生依赖于临床科室，在此逻辑互动支撑关系上考虑医技科室平衡计分卡体系是设置的重点。因此，结合医院及临床科室已有平衡计分卡指标体系，九院建立了医技科室平衡计分卡指标体系，见表4。

表4 重庆市九院医技科室平衡计分卡

一级指标	二级指标	三级指标	诠释与考评
财务维度（20）	收入合理增长（6）	科室业务收入（3）	财务科核算，依据完成的情况设置评价得分等级
		人均业务收入（3）	
	工作量（6）	门诊诊疗人次数（3）	
		住院诊疗人次数（3）	
	成本控制（8）	耗材控制（3）	
		可控成本增长幅度（5）	
客户维度（15）	客户满意度（11）	患者评价（3）	患者调查问卷
		院内评价（5）	调查问卷
		诊疗环境（3）	现场评价（平时检查）
	医疗争议（4）	有效投诉（2）	降低评比等级
		发生医疗赔付（2）	讨论后一票否定
流程维度（50）	执行（8）	医嘱执行（4）	调查问卷
		指令性任务执行（4）	调查问卷
	质量控制（17）	规范化操作、文书（4）	操作记录查看
		危急值报告（5）	
		诊疗误差率<0.1%（5）	记录
		差错事故研讨（3）	
	效率管理（10）	诊疗时限（4）	记录
		协同度（3）	调查问卷
		设备利用率（3）	
	设备保养（4）	保养、维护执行（4）	单项管理（设备科）
	重要物质管理（5）	毒、麻品；腐蚀、易燃、易爆品；辐射物质（5）	单项管理
	院感管理（6）	规程执行（3）	记录
		院感报告（3）	单项管理（院感科）

续表

一级指标	二级指标	三级指标	诠释与考评
学习成长维度（15）	执行与发展（4）	发展规划（1）	总结、规划、措施
		新技术开展（3）	自报，医务部审核
	教学（7）	继教及参与度（2）	记录，级别（科教部）
		业务培训（2）	
		大课、实习教学（3）	科教部
	科研（4）	科研项目（2）	数量、级别
		发表文章（2）	数量、级别

（3）设置行政科室平衡计分卡。

行政职能科室虽然不能直接产生经济效益，但其管理、服务的功能行为会对经济效益产生重要影响，例如医保相关指标的研究及其政策制定、医院信息系统管理、设备管理、相关设施维护、医院感染控制等。因此，建立良好的内部市场管理服务意识和机制，是行政职能科室支撑临床医疗服务，获得效益的基本保障。同时，行政职能科室指标选择既要考虑不同科室通用性测评指标，又要结合各行政职能科室不同专业属性设置针对性指标。基于上述逻辑，九院建立起行政职能科室平衡计分卡指标体系，见表5、表6、表7。

表5　重庆市九院信息科规范化科室平衡计分卡

一级指标	二级指标	三级指标	综合权重	查评方式
财务维度（30）	支出控制（100%）	超支/节约系数（70%）	21	财务统计
		支出控制措施（30%）	9	记录、效果
流程维度（35）	执行、协调（40%）	政令传达、执行（30%）	4.2	记录
		科内、外合作协调度（35%）	4.9	问卷
		院内、外合作协调度（35%）	4.9	问卷

续表

一级指标	二级指标	三级指标	综合权重	查评方式
流程维度 （35）	安全（20%）	信息资料管理（50%）	3.5	记录
		设备安全与维护（50%）	3.5	记录
	工作效率 （40%）	信息收集及时度（40%）	5.6	记录、问卷
		信息准确度（40%）	5.6	记录、问卷
		提高效率举措（20%）	2.8	记录
科室（客户） 维度（25）	满意度 （100%）	服务态度（30%）	7.5	问卷
		工作完成及时（35%）	8.75	记录、问卷
		工作完成质量（35%）	8.75	记录、问卷
学习成长 维度（10）	科室基础管 理（50%）	职能职责知晓度（50%）	2.5	询问
		违纪违规发生率（50%）	2.5	记录
	科室成长 （50%）	岗位、工作量设置合理 （30%）	1.5	记录
		员工培训措施计划（35%）	1.75	记录
		科室发展计划及实施 （35%）	1.75	记录、询问

表6　重庆市九院财务科规范化科室平衡计分卡

一级指标	二级指标	三级指标	综合权重	查评方式
财务维度 （30）	支出控制 （100%）	超支/节约系数（70%）	21	财务统计
		支出控制措施（30%）	9	记录、效果
流程维度 （35）	执行、协调 （40%）	政令传达、执行（30%）	4.2	记录
		科内、外合作协调度 （35%）	4.9	问卷
		院内、外合作协调度 （35%）	4.9	问卷
	安全（20%）	财务资料数据管理（50%）	3.5	记录
		设备安全与维护（50%）	3.5	记录

续表

一级指标	二级指标	三级指标	综合权重	查评方式
流程维度（35）	工作效率（40%）	报表数据及时度（40%）	5.6	记录、问卷
		报表数据准确度（40%）	5.6	记录、问卷
		提高效率举措（20%）	2.8	记录
科室（客户）维度（25）	满意度（100%）	服务态度（30%）	7.5	问卷
		工作完成及时（35%）	8.75	记录、问卷
		工作完成质量（35%）	8.75	记录、问卷
学习成长维度（10）	科室基础管理（50%）	职能职责知晓度（50%）	2.5	询问
		违纪违规发生率（50%）	2.5	记录
	科室成长（50%）	岗位、工作量设置合理（30%）	1.5	记录
		员工培训措施计划（35%）	1.75	记录
		科室发展计划及实施（35%）	1.75	记录、询问

表 7 重庆市九院党政办规范化科室平衡计分卡

一级指标	二级指标	三级指标	综合权重	查评方式
财务维度（30）	支出控制（100%）	超支/节约系数（70%）	21	财务统计
		支出控制措施（30%）	9	记录、效果
流程维度（35）	执行、协调（40%）	政令传达、执行（30%）	4.2	记录
		科内、外合作协调度（35%）	4.9	问卷
		院内、外合作协调度（35%）	4.9	问卷
	安全（20%）	文件档案管理（50%）	3.5	记录
		设备安全与维护（50%）	3.5	记录
	工作效率（40%）	公务文件处理及时度（40%）	5.6	记录、问卷

续表

一级指标	二级指标	三级指标	综合权重	查评方式
流程维度（35）	工作效率（40%）	公务文件编制质量（40%）	5.6	记录、问卷
		提高效率举措（20%）	2.8	记录
科室(客户)维度（25）	满意度（100%）	服务态度（30%）	7.5	问卷
		工作完成及时（35%）	8.75	记录、问卷
		工作完成质量（35%）	8.75	记录、问卷
学习成长维度（10）	科室基础管理（50%）	职能职责知晓度（50%）	2.5	询问
		违纪违规发生率（50%）	2.5	记录
	科室成长（50%）	岗位、工作量设置合理（30%）	1.5	记录
		员工培训措施计划（35%）	1.75	记录
		科室发展计划及实施（35%）	1.75	记录、询问

3. 九院绩效管理改革成效

自实施《医院平衡计分卡战略绩效管理系统》以来，针对不同科室岗位特征的差异化绩效评价指标体系充分体现了各类员工的技术劳动价值，实现了社会效益与经济运营效率的有机统一，九院员工积极性大幅提升，医疗质量和医疗效率持续改善，医院研发的绩效管理软件模板已在全国推广，产值 2 亿多元。差异化改革举措使得九院发展成为重庆市北碚区规模最大、学科设置最齐、综合实力最强的区域医疗中心。医院部分科室学术水平处于市内领先水平，医院成本控制研究室成为市卫生健康委重点研究室。九院差异化发展所取得的成效得到政府与业界广泛认可。此外，九院在医院管理方面实现了四个提升。

第一，提升了公立医院医疗行为与成本可支撑之间的管理水平。《医院平衡计分卡战略绩效管理系统》多维度、逻辑关联、互动支撑并量化、分析评价管理一体化的指标体系，能较好地揭示复杂医疗行为，较为清楚地反映其成本可支撑运行状况，为管理者表达经营状态信息，易于找到解决问题的办法。

第二，提升了多目标管理的科学性，避免盲目增加综合目标考核指标。中国国情下的公立医院管理需要综合的、多目标的管理，《医院平衡计分卡战略绩效管理系统》一体化指标体系，揭示了指标间的逻辑关联、互动支撑关系，通过量化并在信息系统的支持下动态表达，有助于改善在综合目标考核时，过多使用指标且难以相互关联所导致的考核生硬、管理成本增加和效率不高等状况。

第三，提升了医院学科发展管理的可操作性水平。医院的学科建设发展管理涉及到成本、技术、人才的综合平衡，涉及到医院战略定位及其评价，也涉及到医疗与预防、临床与行政、近期绩效与远期发展后劲等平衡。《医院平衡计分卡战略绩效管理系统》的平衡管理理念及其一体化评价指标，有利于引导临床医技科室管理人员将更多精力投入到提高、改善医疗技术服务、学科建设发展中，为公立医院的学科发展管理提供了可操作性依据。

第四，提升了公立医院量化管理的可控水平。现有的医院管理指导文件、管理工具，或多或少存在着不足，《医院平衡计分卡战略绩效管理系统》中定量化、信息化、精细化管理体系，一定程度上弥补了这些不足，是对现有的公立医院绩效评价体系的有益补充，在兼顾公益性责任、患者需求、医院运营及员工激励的同时，提升了公立医院量化管理的可控水平。

三、评析和展望

重庆市九院在应用平衡计分卡的战略绩效管理改革中逐渐形成适合我国公立医院，尤其是中等规模公立医院的《医院平衡计分卡战略绩效管理系统》。

该系统站在医院战略规划、经营发展的高度制定医院战略发展目标、分解目标，利用关键指标把医院的目标分解到科室和职工的具体工作中，医院经营目标得到了职工具体行动的有力支撑。同时，它立足于医院全面成本管理理念，在实现医院"财务成本一体化、收支考核一体化、战略绩效一体化、协作沟通一体化"基础上，科学合理设置指标的权重和标准，构建起以平衡计分卡管理理论为指导，集战略执行、财务管理、成本管理、绩效管理和人力资源管理为一体的系统管理软件，形成了一个无缝集成的医院信息系统管理平台，充分发挥了信息化技术在绩效评价中的支撑作用，确保了考核结果的真实客观，取得了显著成效。

《医院平衡计分卡战略绩效管理系统》以重庆市九院平衡计分卡绩效管理系统为基础研发，充分贯彻了国务院办公厅《关于加强三级公立医院绩效考核工作的意见》中"各地要充分认识做好三级公立医院绩效考核工作的重要意义，充分发挥绩效考核'指挥棒'作用，促进公立医院主动加强和改进医院管理，加强内涵建设"和"通过绩效考核，推动三级公立医院在发展方式上由规模扩张型转向质量效益型，在管理模式上由粗放的行政化管理转向全方位的绩效管理，促进收入分配更科学、更公平，实现效率提高和质量提升，促进公立医院综合改革政策落地见效"等要求，但平衡计分卡作为一种衡量医院战略、实施战略管理的重要工具，并不是所有医院都适用，对此必须注意以下几点：一是避免指标数量过多，指标体系间关系不明确。平衡计分卡合适的指标数目是 20~25 个，过多或过少会导致评价的不准确、不完整。平衡计分卡对战略的贯彻基于各个指标间明确、真实的因果关系，但贯穿平衡计分卡的因果关系链很难做到真实、可靠，如果竞争环境发生了激烈变化，原来的战略及与之适应的评价指标可能会丧失有效性，从而需要重新修订和不断调整。二是建立合理的指标体系，落实好部分指标的量化工作。财务指标的创立是比较容易的，而其他三个方面的指标则比较难以收集，如何建立非财务指标体系、如何确立非财务指标的标准需要长期探索和总结。对于部分很抽象的非财务指标的量化工作应避免带有主观因素，如客户指标中的客户满意程度和客户保持程度；员工的学习与发展指标及员工对工作的满意度等。三是要注重在不同环境中的差异问题，切实做好医院自身的基本情况调查，结合实际情况科学有序地推行平衡计分卡，摆脱水土不服和消化不良的困局。

在实施平衡计分卡过程中应采取以下的具体措施：一是高层支持，领导核心是推进平衡计分卡的重要支柱；二是建立具有清晰因果关系的战略路径，平衡计分卡作为战略管理的工具将战略目标转化为可操作的指标与行动方案；三是在实施过程中注意部门间的横向协同，围绕战略整合组织；四是平衡计分卡在设计中要聚焦战略重点，使其成为每个人的工作目标；五是对战略进行动态管理，成为持续性流程，发挥平衡计分卡的最大效能。同时，也应注重平衡计分卡的中西方差异、管理基础差异和推进方式等问题。

绩效管理是公立医院高质量发展的重大推动力，重庆市九院对平衡计分卡的成功运用为公立医院绩效管理改革提供了参考性范本。伴随着医改深入推进，九院将不断与时俱进，追求精益，为公立医院高质量发展和健康中国建设奉献力量。

四、政策梳理

● 2011 年 2 月　国务院办公厅印发《医药卫生体制五项重点改革 2011 年度主要工作安排》

深化人事制度改革。推动各地实行定编定岗，全面建立人员聘用制度和岗位管理制度，实行按需设岗、竞聘上岗、按岗聘用、合同管理，建立绩效考核、优胜劣汰、能上能下、能进能出的用人机制。完成基层医务人员竞聘上岗，各地结合实际妥善分流安置未聘人员，确保社会稳定。

健全绩效考核机制。根据工作数量、质量和服务对象满意度、居民健康状况改善等指标，对基层医疗卫生机构及医务人员进行综合量化考核，考核结果与基层医疗卫生机构补助和医务人员收入水平挂钩。

完善分配激励机制。全面落实绩效工资，保障基层医务人员合理收入水平不降低。坚持多劳多得、优绩优酬，适当拉开医务人员收入差距，并向关键岗位、业务骨干和作出突出贡献的人员重点倾斜，调动医务人员积极性。

● 2012 年 8 月　卫生部、国务院医改办等五部委联合印发《关于做好 2012 年公立医院改革工作的通知》

创新体制机制，建立现代医院管理制度。建立健全对公立医院的绩效考核制度。国家层面制订意见，指导建立以公益性为核心的公立医院绩效考核体系，体现医院服务能力、运行绩效、患者满意度等，将考核结果与院长任免、奖惩和医院财政补助、工作人员平均收入水平等挂钩，促进医院持续改善服务、提高效率。

● 2015 年 5 月　国务院办公厅印发《关于城市公立医院综合改革试点的指导意见》

建立以公益性为导向的考核评价机制。卫生计生行政部门或专门的公立医院管理机构制定绩效评价指标体系，突出功能定位、职责履行、费用控制、运行绩效、财务管理、成本控制和社会满意度等考核指标，定期组织公立医院绩效考核以及院长年度和任期目标责任考核，考核结果向社会公开，并与医院财政补助、医保支付、工资总额以及院长薪酬、任免、奖惩等挂钩，建立激励约束机制。

强化医务人员绩效考核。公立医院负责内部考核与奖惩，突出岗位工作量、服务质量、行为规范、技术能力、医德医风和患者满意度，将考核结果与医务人员的岗位聘用、职称晋升、个人薪酬挂钩。完善公立医院用药管理，严格控制高值医用耗材的不合理使用。严禁给医务人员设定创收指标，医务人员个人薪酬不得与医院的药品、耗材、大型医学检查等业务收入挂钩。

● 2017 年 7 月 国务院办公厅印发《关于建立现代医院管理制度的指导意见》

健全绩效考核制度。将政府、举办主体对医院的绩效考核落实到科室和医务人员，对不同岗位、不同职级医务人员实行分类考核。建立健全绩效考核指标体系，围绕办院方向、社会效益、医疗服务、经济管理、人才培养培训、可持续发展等方面，突出岗位职责履行、工作量、服务质量、行为规范、医疗质量安全、医疗费用控制、医德医风和患者满意度等指标。严禁给医务人员设定创收指标。将考核结果与医务人员岗位聘用、职称晋升、个人薪酬挂钩。

● 2019 年 1 月 国务院办公厅印发《关于加强三级公立医院绩效考核工作的意见》

推动三级公立医院在发展方式上由规模扩张型转向质量效益型，在管理模式上由粗放的行政化管理转向全方位的绩效管理，促进收入分配更科学、更公平，实现效率提高和质量提升，促进公立医院综合改革政策落地见效。

● 2019 年 5 月　国家卫生健康委办公厅印发《国家三级公立医院绩效考核操作手册（2019 版）》

全国三级公立医院绩效考核是一项开创性的工作，在实际工作过程中仍然会出现新的问题，我们将不断完善考核操作手册，高质量开展三级公立医院绩效考核工作。

● 2019 年 12 月　国家卫生健康委联合国家中医药管理局印发《关于加强二级公立医院绩效考核工作的通知》

以绩效考核为抓手，坚持公益性，调动积极性，引导二级公立医院落实功能定位，持续提升医疗服务能力和科学管理水平，促进公立医院综合改革政策落地见效，建立现代医院管理制度，落实分级诊疗制度，不断满足人民群众日益增长的健康需求。

● 2021 年 6 月　国务院办公厅印发《关于推动公立医院高质量发展的意见》

健全绩效评价机制。坚持和强化公益性导向，全面开展公立医院绩效考核，持续优化绩效考核指标体系，重点考核医疗质量、运营效率、持续发展、满意度评价等。改革公立医院内部绩效考核办法，以聘用合同为依据，以岗位职责完成情况为重点，将考核结果与薪酬分配挂钩。

五、结束语

公立医院改革是我国医疗卫生体制改革的重点和难点，全国三级公立医院绩效考核是一项开创性的工作，面临诸多挑战。重庆市九院实施的平衡计分卡战略绩效管理改革，取得了以低成本支撑中等规模医院差异化高速发展的显著成效。重庆市九院的实践证明，在市场机制、计划机制并存而又矛盾的环境下，公立医院经营管理实现公益性社会责任、医院发展进步和员工物质精神文化需求三愿景的平衡兼顾是有可能的。但是，应用平衡计分卡进行医院绩效管理改革的过程中仍会不断出现新的问题，医院管理者需根据社会和政策环境变化，持续改进绩效考核指标体系，高质量开展三级公立医院绩效管理工作，助力医院持续提升服务能力和改进服务质量，努力为人民群众提供安全、有效、方便、经济的医疗服务。

重庆医科大学　蒲川　武芳　欧雪妮

重庆市第九人民医院　刘宪

说明：本项目来源于重庆市科技局技术预见与管理创新项目《区县公立医院绩效考核机制研究》。

切实把中医药继承好、发展好、利用好。

当前，中医药振兴发展迎来天时、地利、人和的大好时机，希望广大中医药工作者增强民族自信，勇攀医学高峰，深入发掘中医药宝库中的精华，充分发挥中医药的独特优势，推进中医药现代化，推动中医药走向世界，切实把中医药这一祖先留给我们的宝贵财富继承好、发展好、利用好，在建设健康中国、实现中国梦的伟大征程中谱写新的篇章。

摘自新华网北京 2015 年 12 月 22 日电：《习近平致中国中医科学院成立 60 周年贺信》

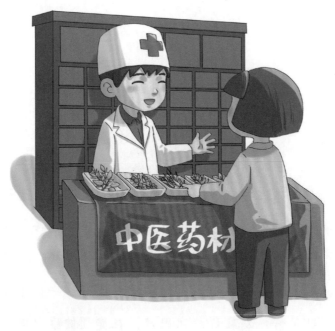

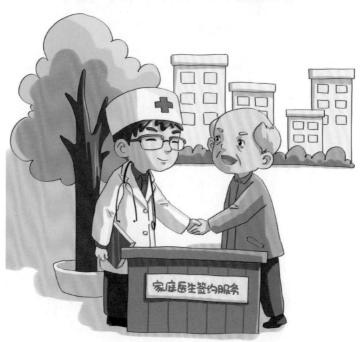

传承中创新

——解码重庆垫江中医药综合改革赋能健康产业发展之路

一、导读

近年来，中医预防治未病理念已经深入人心，中医药整体观理论思维、个性化辨证施治以及"治未病"健康保健方法的优势进一步凸显，国际社会、现代医学越来越关注和重视中医药。2015年12月18日，习近平总书记在给中国中医科学院成立60周年的贺信中指出："当前，中医药振兴发展迎来天时、地利、人和的大好时机，希望广大中医药工作者增强民族自信，勇攀医学高峰，深入发掘中医药宝库中的精华，充分发挥中医药的独特优势，推进中医药现代化，推动中医药走向世界，切实把中医药这一祖先留给我们的宝贵财富继承好、发展好、利用好，在建设健康中国、实现中国梦的伟大征程中谱写新的篇章。"随着疾病谱的改变和人民健康水平的提高，居民的健康需求呈现出多样化、层次化、由"诊疗型"向"保健型"转化的特点，健康服务产业迎来良好的发展契机。2018年10月22日，习近平总书记在广东珠海横琴新区粤澳合作中医药科技产业园考察时指出："要深入发掘中医药宝库中的精华，推进产学研一体化，推进中医药产业化、现代化，让中医药走向世界。"因此将中医药融入健康服务产业，推动中医药健康服务优化升级，是顺应时代进步和居民需求的必然选择，为促进供给侧结构性改革、传承中医药技术、弘扬中医药文化提供了载体。

国家中医药政策倾斜力度空前。一系列中医药利好政策的相继出台，为中医药产业的发展提供了良好的机遇与平台。2016 年国家正式出台的《中华人民共和国中医药法》与《"健康中国 2030"规划纲要》，提出了一系列振兴中医药发展、服务健康中国建设的任务和举措；《中医药发展战略规划纲要（2016—2030 年）》把中医药发展上升为国家战略，对新时期推进中医药发展作出系统部署。党的十九大针对做好新时代中医药工作，提出"要坚持中西医并重，统筹推进中医药领域的各项改革，努力实现中医药的均衡发展、充分发展，更高水平、更有效率地为人民提供全方位的中医药健康服务"的新要求。

中医药体制机制改革深入推进。医药卫生体制改革的五项重点工作指出："坚持中西医并重，充分发挥中医药的作用，并根据中医药的特点，对中医药实施倾斜政策"，为中医药事业的发展迎来了难得的机遇，随着改革进一步深入，疗效确切和费用低廉的中医药必将发挥更大的作用。2020 年 6 月 2 日，习近平总书记主持召开专家学者座谈会时指出："要加强中医药服务体系建设，提高中医院应急和救治能力。要强化中医药特色人才建设，打造一支高水平的国家中医疫病防治队伍。要深入研究中医药管理体制机制问题，加强对中医药工作的组织领导，推动中西医药相互补充、协调发展。"

中医预防治未病理念深入人心。疾病谱的改变和人民健康水平的提高，居民对于健康生活的需求不再局限于传统的看病就医这一单一形式，而是转向于内容丰富、形式多样、高水平的多产业融合发展的健康服务产品，能满足不同层次居民的消费意愿与实际需求的健康服务产品所在的产业将成为未来产业发展的方向。

经济发展和社会进步会带来健康产业新需求。随着社会经济水平的发展，人们的生活水平在逐步提高，健康观念也在发生积极的变化，居民对自身健康越来越重视，对健康产品和服务的需求急剧增长。当前，美国、法国和德国的健康消费支出占 GDP 比重均超过 10%，英国、日本、澳大利亚在 10% 左右。与发达国家相比，我国健康产业规模仍然较小，占 GDP 比重不足 5%，健康需求正由"诊疗型"向"保健型"加速转变。主要表现在：居民对提高生活质量的健康服务以及对个人定制化的、质量高的、服务好的健康咨询和医疗服务等高端服务需求增长迅速，高端定制医疗、健康管理、照护康复、养生保健、健身休闲等相关产业的发展潜力巨大。

二、实践——垫江县中医药综合改革历程与成效

垫江县原本是位于重庆市东北部的一个小县城，却依托中医药产业呈现出一张靓丽的名片，成为全国农村中医工作先进县、全国中医药参与孕产妇及中医健康教育试点县、全国中医药区域预防保健及康复能力建设项目试点县、国家中医药发展综合改革试验县，在重庆市、西南地区甚至是全国都受到瞩目。垫江位于重庆市渝东北城镇群，是市级山水园林城市、市级森林城市、市级卫生城市。自然资源得天独厚，森林覆盖率达33.9%，城区绿化率达38.2%；田园风光秀丽，"山水牡丹"享誉国内，自然资源与人文景观互为交融，相得益彰。交通区位优势明显，是渝川东部的陆上交通枢纽，为渝东北地区重要的商贸流通、物资集散地，是川渝东部的陆上交通枢纽，沪蓉、渝宜高速纵横贯通。植物结构层次丰富，有各类中草药600余种，有利于发展中药材及茶叶等经济作物的种植，素有"丹皮之乡"的美称。亚热带季风气候下四季分明，降水丰沛，农业资源丰富，种植牡丹历史悠久，境内有太平牡丹花海、明月山、迎风湖湿地公园、乐天花谷、金桥荷园、永安玫瑰园等风景区，"牡丹红、菜花黄、柚花香"是垫江旅游的独特资源，拥有良好的生态资源和养生休闲环境。近年来，垫江县委、县政府各级领导高度重视中医药事业发展，发布了《垫江县国家中医药发展综合改革试验县建设规划（2014—2020）》《中医药产业发展规划》《促进社会办中医工作试点方案》，在垫江县卫生事业发展规划中明确提出"要建

成重庆市中医药产业发展示范区、国家中医药产业发展与综合改革试验区、中医药健康服务资源与产业集聚区"。垫江县是川渝地区东部"经济高地"，经济水平发展位列"渝东北翼"前三，政府对医疗卫生事业的投入也在逐年加大。同时，社会资本参与中医药健康服务产业发展的积极性较高，这为中医药健康服务产业链的构建奠定了良好的群众基础。

1. 中医药综合改革历程

垫江县首先依托传统中医药服务机构，大刀阔斧对县中医院进行综合改革，实施名医、名科、名院的"三名战略"，将中医院打造成辐射渝东北的三甲医院；再凭借本县的中医药资源优势与区域地理优势，以点带面，推动中医药健康服务优化升级，推进中医药与制造、养老、旅游、文化、扶贫深度融合发展，打造中医药健康旅游示范区，助力社会办中医药企业发展；同时通过建设重庆市中药研究院垫江分院与渝东卫校，通过"产学研"联合，有效开发中医药资源，生产一批适应市场与健康需求的新产品、新业态，在推进供给侧结构性改革上，创造新供给、引领新需求、释放新动能。随着中医药产业服务链的不断健全，进而带动了整个垫江县的经济高速发展。

1.1 机制改革助推垫江县中医服务综合实力提升

随着我国公立医院综合改革的不断深入，垫江县政府积极响应国家对于发展中医药事业的号召，把握区域传统中医药优势，将县中医院建设成优质的三甲医院，支持社会力量办医，将垫江县打造成具有区域影响力的中医强县，为构建中医药健康服务产业链夯实了基础，见图 1。

实施"三名战略"。县中医院采用"三名战略"来塑造自身品牌形象，提升医院影响力：凭借"名医"的高端诊疗技术，建立高水平特色发展的中医"名科"，打造颇有影响力、声誉较高的"名院"。县政府广泛宣传"名医、名科、名院"形象，及时梳理并报道医院工作亮点、经验、人物典型等新闻线索。

创新中医人才管理机制。在人才招引方面，采取"直接考核招聘"和"考核招聘＋服务年限限制"的招聘方式招聘不同层次人才进入不同等级的医疗机构。在经济待遇方面，县财政定额岗位补助边远乡镇卫生院卫生人员，对全额预算安排全县医疗机构（含下派人员）的中医药岗位人员。对全县中医药类别医师、药师中从事中医药岗位的专业技术人员补助 200 元／月，对县级及以上名中医、中医硕士生导师补助 500 元／月，对经批准认定的带徒中医师补助 500元／月，对引进的博士生、硕士研究生一次性补贴 10 万元／人、5 万元／人。在人才培训方面，重点强化核心医疗制度、医疗文书书写、人文交流沟通、心肺复苏、传染病、医疗卫生相关法律法规等培训，并进行分级技能考核，不断提高中医药人才素质。在交流进修方面，医生半年以上进修学习 20 人次，参加学术会议及短期培训 123 人次。派出 14 名护士到上级医院进修学习，7 名护士参加专科护士培训，40 余名护理管理者外出短期培训，15 名护士长到广东省中医院和广东省妇幼保健院学习护理管理经验。实施人才下沉制度，实施青年骨干医师派出制度。在县级医院设置基层卫生服务岗 100 名，用于新进人员公招，经三年住院医师规范化培训后，分期分批向乡镇卫生院下派服务三年，相关待遇由县财政全额保障。同时，乡镇卫生院每年等额派员到县中医院学习，建立循环机制，稳住乡镇中医药人才队伍。实施职称倾斜制度。在全县卫生事业人员编制中单列中医药人员编制，县中医院中医药人员编制不得低于 70%，其他医疗机构中医药人员编制不低于 35%，规划周期内每年新招录卫生专业技术人员时中医药人员比例不低于 40%。全县卫生系统实行职称统筹使用管理，增加中医药职称占比，并向乡镇卫生院倾斜。放宽乡镇卫生院中医（含中西医结合）药类别高级职称比例，设置正高职称，增加副高职称比例。

建设"中医医联体"。垫江县积极推进中医医联体建设，基于"1+13"和"1+12"联合体建立县中医院与基层医疗卫生机构之间长期稳定的分工协作机制。以县中医院为龙头，乡镇卫生院为骨架组建医疗联合体，分别采取三种合作方式：以"机构设置、人员调配、技术服务、业务管理、饮片配送、绩效考核"六统一紧密型合作；以"技术服务、业务管理、饮片配送、绩效考核"四统一半紧密型合作；以"业务管理、技术服务、饮片配送"三统一松散型合作。中医医联体还推行"四化"建设，即管理理念"一体化"、知识培训"系统化"、专家指导"常态化"、携手发展"共赢化"。县中医院与镇卫生院实施紧密型合作，专门打造中医药特色乡镇卫生院，为全县中医药特色乡镇卫生院和村卫生室配备三大件中医诊疗设备（牵引床、中频微波治疗仪、TDP 神灯），建成中医药特色乡镇卫生院 6 个、特色村卫生室 30 个。借助县中医院的资源优势，与 12 个乡镇卫生院形成半紧密型合作，基层建成上下联动的分级诊疗模式。派遣 12 名高年资医师下乡服务，完成全部 12 个乡镇协作服务医院糖尿病、高血压专科医师培训。免费接受乡镇卫生院 20 余人次进修学习，先后派出 200 余人次专家团队走基层，全县范围内义诊 20 余次。通过中医医联体的建设，垫江县所有医疗卫生机构的中医诊疗水平都有了长足的进步。

鼓励社会力量办中医。垫江县大力支持社会力量兴办中医医疗机构，并出台《关于落实促进社会办中医医疗机构试点工作实施方案的通知》，提出在县医疗机构设置规划中，降低中医医疗机构的进入门槛，对中医类别医疗机构不设限，一年内推动建成社会办中医医疗机构 3 家、在建 2 家，允许具有农村中医药一技之长人员优先进入村医队伍，允许具有传统中医药服务的人员在农村开办中医诊所，满足不同层次居民的就医需求。

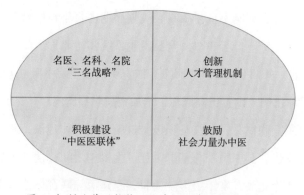

图 1 机制改革助推垫江县中医服务综合实力提升

1.2　区域资源优势助力中医融入健康服务产业

　　垫江县采取政府主导、社会运作的形式，积极培育中医药健康服务业相关产业，在中药材基地建设、中药材产品研发、中药物流基地建设、中医城市文化打造、中医特色旅游推广等方面，努力形成具有中医药特色的医、药、游、养产业集群，见图2。

　　中医药种植产业。垫江县积极鼓励市场参与发展中医药种植产业，整合涉农项目资金，支持中药材基地基础设施建设。一是大力引进中药材种植企业，采取"公司＋农户"种植模式，壮大种植基地规模，2019年形成了以牡丹、半夏、铁皮石斛及天圣集团生态药谷种植园为代表的中药材种植基地25个，发展药材种植专业村20个，从事中药材生产的农户达2 500户，累计种植中药材28万亩，产值超过7亿元。二是鼓励自主创新开发附加产品，垫江县中医院新研发生产中药院内制剂27个品种，建成中药制剂室3 500平方米，中药制剂车间10万级1 000平方米。三是开展中药材资源普查，建立垫江县中药材种植资源库，积极申报中药材产地地理标志。2020年，垫江县建成以太平、澄溪、桂溪、新民等乡镇为重点的20万亩牡丹种植基地；以曹回、永安等乡镇为重点的2万亩芍药、玫瑰种植基地；以高安、五洞等乡镇为重点的2万亩莲藕种植基地；以沙河、白家等乡镇为重点的5万亩油樟种植基地，全县中药材实现年产值30亿元。

　　中医药旅游产业。凭借垫江独特的地理优势，围绕"牡丹花海"规划，垫江县政府大力发展乡村休闲旅游，把现代农业与乡村旅游相结合，推进"牡丹故里·康养垫江"这一特色旅游品牌，让中医药旅游产业成为经济发展新的增长点。垫江县政府重点打造太平华夏牡丹园，突出中医药休闲养生和生态旅游的主题，将"在旅游中享受优质康复养老服务"这一模式通过新闻媒介广泛传播，让中医药这一创新主题成为吸引广大游客的亮点，为游客提供中医药旅游一体化服务。游客不仅能在旅游途中欣赏美景、休闲养生，了解学习传统中医文化，还能体验垫江优质中医药健康服务项目，同时购买当地生产的优质中医药材，带动整个中医药康养旅游业的发展，打造具有中医药特色的"牡丹生态康养之旅"

旅游线路。

中医药养老服务产业。中医是传统医学，有些中药不但可以煎成汤剂或做成膏、丹、丸、散剂防治疾病，而且还可以制作成美味佳肴长期服食以强身健体，延年益寿。因此，中医中药是老年人在防治疾病当中最愿意接受的服务项目之一。垫江县积极引进社会资本，探索"医养结合"服务新模式、新内容，发挥中医药在老年康复中的护理与保健作用，鼓励垫江县中医院兴办中医养老机构，支持创办民间日间照料、夜间护理的中医托老养老场所，为老年人提供针灸、按摩、拔罐等特色服务，建设垫江县健康养老中心。目前，垫江县的"医养结合"服务被纳入全国首批试点单位。2020年建成中医健康养老医院（社区）3个，建成长安颐养医院、园区分院，新增护理床位 164 张。垫江县的"医养结合"服务被纳入全国首批试点单位。

中医药养生保健产业。垫江县大力支持中医药与养生保健产业融合，鼓励多种形式举办以中医保健、针灸、按摩、拔罐、美容美体等健康服务项目为主体的社会性非医疗性养生保健机构，同时还开发养生小吃、养生用品、养生文化品、养生茶饮、保健按摩、鲜草药配售等项目，满足居民多元化需求，拓宽中医药产业类型。目前，区域内非医疗性养生保健机构有 85 家，稍具规模的有6家。垫江县将在未来建设具有较大规模和示范效应的中医药健康养生馆 1 家，其他中医健康养生场所 70 家。

中药材生产零售批发业。推动中医制药高端化，打造中医药保健食品产业集群，以城北现代医药园区为载体，着力打造西南地区独具特色的中药材生产加工园区。建设以城北中药材交易市场、货运物流配送站等为核心的现代物流园。扶持天圣制药企业，支持以企业为主导的中药制剂、口服含片、中药保健品、中药日用品等开发研究。2020年底形成年产量 1.2 万吨、产值 6 000 万元的中药材种植业和年加工量 1 000 吨、产值 7 000 万元的中药材加工业，开发新品种20 个。入驻园区中药材深加工企业 15 户，形成中药材加工年产值 20 亿元产能，开发新品种 20 个，建成渝川东部中药材研发中心，实现年交易量 10 万吨以上，年交易额 30 亿，建成渝川东部中药材物流中心。

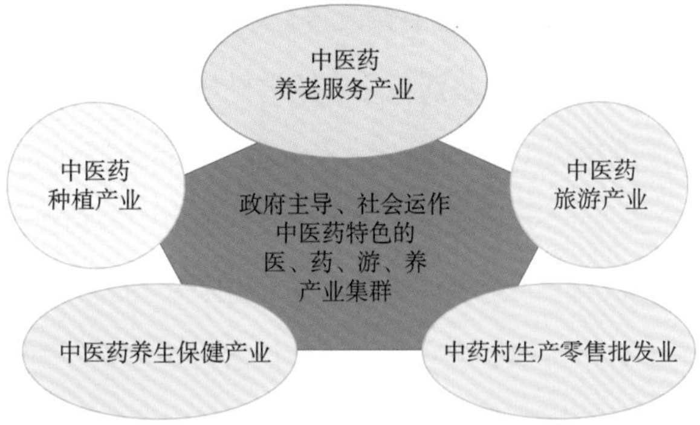

图 2　区域资源优势助力中医融入健康服务产业

1.3　产学研联合构建中医药产业链

加大与高校的合作力度，组建垫江县中医药产业发展研究中心（含产业发展信息中心）、重庆丘陵药材研究院（所）、中药产业技术研究所、中医专科疾病研究所、中医养生康复研究所、中医健康服务技术研究所、中医药专业技术骨干与管理人才培训基地，通过"产学研"联合，有效开发中医药资源，生产一批适应市场与健康需求的新产品、新业态，构建完整的中医药健康服务产业链。以垫江县中医院为依托，以高校技术扶持为补充，以制药企业为支撑，垫江县成立中药材研发中心，加强中药创新药物研发生产，支持到期专利药品仿制。加强与湖南中医药大学、天圣制药企业进行院校、院企合作，保持与各大医学高校开展人才培养、文化交流、学术研究、科研开发合作，为垫江中医药事业发展蓄积后劲。

2. 中医药综合改革运行成效

2.1　中医药卫生资源配置优化，人力结构合理化

中医药综合改革试点以前，垫江县中医医疗卫生资源虽然在总量上能基本满足居民医疗服务的需求，但在结构、层次上分布不尽合理。医护比例失衡，

护理人员数量不足，优质的中医药医疗资源主要集中在县城，城乡之间发展不平衡，卫生资源的公平性和合理性有待改善，有效性、经济性和质量有待提高。

随着中医医联体的建设，垫江县在中医学科建设与双向转诊方面走出了一条适合县情的康庄大道。至 2020 年底，全县拥有中医医疗机构达 74 家，中医床位 1 463 张；全县 26 个乡镇（街道）卫生院均建成中医药综合服务区，建成国家中医药健康管理示范社区 1 个，特色乡镇卫生院 10 个，示范村卫生室 100 个，扶持民间医药特色技术 10 项；县中医药人才层次持续优化，中医药人员本科以上学历达到 309 人，拥有国家基层名中医 1 人、重庆市中青年专家 1 人、市级名中医 3 人、县名中医 25 人。实现区域医疗资源共享化、医疗水平现代化、医疗服务人文化、医疗消费低廉化，满足人民群众多元的中医医疗、预防、保健、康复服务需求。

2.2 中医药经费投入不断提升，信息化建设与时俱进

中医药综合改革试点以前，垫江县的中医药卫生经费的投入还相对不足，卫生支出占财政支出的比例还较低，与经济社会发展水平不相适应，人均卫生事业费与主城比较仍有一定的差距。各村卫生室的硬件设备还有待购置和进一步更新，县级医疗机构负债较大。此外，垫江县卫生信息化水平较低，卫生信息部门受重视程度还不够高，缺乏统一的规划，信息化建设资金、人员不足，机构不健全，信息化效率低下，居民的健康信息管理系统建设存在许多困难。

垫江县在推进中医药综合改革的进程上，加大财政扶持力度，完善基层中医医疗卫生机构的设施，为各村卫生室配备三大件中医诊疗设备，降低了人民群众的诊疗费用，提高了就医满意度。2020 年底县中医院医技综合楼和外科楼、内科综合楼项目完成投资，分别为 2 亿元、1.2 亿元，新增业务用房面积分别为 3.3 万平方米、2.7 万平方米。在城乡医保政策中，县中医院中药院内制剂全县流通使用，将中医药医保报销比例提高 10%，县中医院报销起付线降低 5%，两家三级医院按二级医院标准收费，累计让利群众逾 2.76 亿元，真正显现了公立医

院的公益性。同时提高中医医务人员劳务费用，将不低于 10% 的卫生工作经费用于中医药高级人才津贴。随着垫江县中医药体制改革的深入，政府开展"互联网 +"中医药诊疗康复保健服务，建立了以移动通信手机为终端的中医药公益保健服务平台、执业医师电子处方平台，打造出覆盖 26 个乡镇卫生院的远程会诊系统，积极推进"治未病"产业发展模式，使"互联网 +"中医医疗服务于社区和居民。

2.3 中医药企业不断融入市场，新产品研发能力提升

中医药综合改革试点以前，垫江县医药制造生产企业少，规模普遍较小，且融资能力不强。另外，健康服务型企业服务意识不到位，竞争意识淡薄，开拓新市场能力不足，占领市场的实力欠缺。

垫江县适时出台《促进社会办中医工作试点方案》，坚持政府引导，大力引进社会资本，放宽市场准入，引入天圣制药集团和太极集团两家大企业，带动中医药种植产业、生产零售产业成规模、上水平发展，同时鼓励各类规模社会资本参与中医药旅游、养生保健等产业，使民间资本成为发展中医药健康服务业的"主角"。按照"优势产业引导、工贸园区承载、骨干企业带动、重点项目支撑、政府服务保障、全面创新促进"发展思路，全力打造中药生产加工基地，2019 年底实现全县中药产业总产值 25 亿元。建成石岭生物医药产业园，发展制药企业 5 家；成立天圣制药研究所，研发新药产品 17 种；投资 1 亿元建设渝东医药物流配送中心，建成医药仓库、物流配送及辅助用房 1.2 万平方米，每年新增医药仓储配送额 10 亿元。

2.4 多业态融合发展，中医健康服务产业链日趋完善

以前，垫江县对中医药科技经费的投入不足，关键技术的自给率较低，技术研发能力较弱，导致新产品开发滞后，竞争能力偏弱。中医药健康服务只能以中医医疗服务为主，与普通中医医院的功能有很大程度上的重叠，相对独立

的中医护理和康复服务机构很少。中医药文化产业输出、中医药保健生态旅游、中医药养老对外服务都还处于较低层次的起步阶段。

改革后，垫江县中医药健康服务产业链建设已步入正轨，随着社会力量的不断参与，已经构建出形式多样的产业链。中医药种植、养生、保健、养老、旅游等各类产业有序发展，规模不断扩大，服务内容逐渐丰富与完善，产业结构日益均衡。同时，垫江县政府积极与中国中医科学院、重庆市中药研究院等研究机构合作，引进现代先进技术，创新中药产业多极增值机制，开展产品标准化研究，为中药种植及加工生产创新提供技术支撑。

三、评析与展望

垫江县中医药综合改革总结出"1234工作法"，即围绕一条主线、夯实两大基础、落实三大保障、实现四大提升，具体内容包括重点围绕"提高基层中医药服务能力"这一主线，夯实"医疗服务和中药产业"两大基础，落实好"组织、人才和经费"三大保障，着力提升"中医药人员比例、中医药科研能力、中医药服务能力以及中医药产业效益"。这一系列的新举措、新方法，优化了中医药产业格局，推动了中医药事业发展，逐步形成了政府重视中医药、医院突出中医药、群众信赖中医药的局面。今后，垫江县将会继续发扬传统优势，珍惜中医药发展新机遇；乘势而为，大力推进中医药高质量发展，持续为国家中医药事业的发展贡献力量。

四、政策梳理

● 2016 年 2 月 国务院印发《中医药发展战略规划纲要（2016—2030 年）》

（一）切实提高中医医疗服务能力。完善覆盖城乡的中医医疗服务网络，提高中医药防病治病能力，推动"互联网+"中医医疗。

（二）大力发展中医养生保健服务。加快中医养生保健服务体系建设，提升中医养生保健服务能力，发展中医药健康养老服务，发展中医药健康旅游服务。

（三）扎实推进中医药传承。加强中医药理论方法继承，加强中医药传统知识保护与技术挖掘，强化中医药师承教育。

（四）着力推进中医药创新。健全中医药协同创新体系，加强中医药科学研究，完善中医药科研评价体系。

（五）全面提升中药产业发展水平。加强中药资源保护利用，推进中药材规范化种植养殖，促进中药工业转型升级，构建现代中药材流通体系。

● 2016 年 8 月 国家中医药管理局发布《中医药发展"十三五"规划》

中医药健康产业快速发展。中医药健康服务新业态不断涌现，服务技术不断创新，产品种类更加丰富，品质更加优良，带动相关支撑产业发展。促进中药资源可持续发展和中药全产业链提质增效。

● 2016 年 10 月 中共中央、国务院印发《"健康中国 2030"规划纲要》

第九章 充分发挥中医药独特优势
第一节 提高中医药服务能力

实施中医临床优势培育工程，发展中医特色康复服务。健全覆盖城乡的中医医疗保健服务体系。

第二节　发展中医养生保健治未病服务

实施中医治未病健康工程，将中医药优势与健康管理结合，探索融健康文化、健康管理、健康保险为一体的中医健康保障模式。鼓励社会力量举办规范的中医养生保健机构，加快养生保健服务发展。

第三节　推进中医药继承创新

实施中医药传承创新工程，发展中医药健康服务，加快打造全产业链服务的跨国公司和国际知名的中国品牌，推动中医药走向世界。

第十七章　优化多元办医格局

优先支持社会力量举办非营利性医疗机构，推进和实现非营利性民营医院与公立医院同等待遇。鼓励医师利用业余时间、退休医师到基层医疗卫生机构执业或开设工作室。破除社会力量进入医疗领域的不合理限制和隐性壁垒。逐步扩大外资兴办医疗机构的范围。加大政府购买服务的力度，鼓励发展专业性医院管理集团。

第十八章　发展健康服务新业态

积极促进健康与养老、旅游、互联网、健身休闲、食品融合，催生健康新产业、新业态、新模式。制定健康医疗旅游行业标准、规范，打造具有国际竞争力的健康医疗旅游目的地。大力发展中医药健康旅游。打造一批知名品牌和良性循环的健康服务产业集群，扶持一大批中小微企业配套发展。

第二十章　促进医药产业发展

第一节　加强医药技术创新

完善政产学研用协同创新体系，推动医药创新和转型升级。

第二节　提升产业发展水平

发展专业医药园区，支持组建产业联盟或联合体，构建创新驱动、绿色低碳、智能高效的先进制造体系，提高产业集中度，增强中高端产品供给能力。

● 2016 年 12 月　国家中医药管理局、国家发展和改革委员会联合印发《中医药"一带一路"发展规划（2016—2020 年）》

到 2020 年，中医药"一带一路"合作新格局基本形成，与沿线国家合作建设 30 个中医药海外中心，颁布 20 项中医药国际标准，注册 100 种中药产品，建设 50 家中医药对外交流合作示范基地。

● 2017 年 3 月　国家中医药管理局等 12 部门共同发布《关于促进中医药健康养老服务发展的实施意见》

增强社区中医药健康养老服务能力，培养中医药健康养老服务人才，发展中医药健康养老服务产业。到 2020 年，中医药健康养老服务政策体系、标准规范、管理制度基本建立，医疗机构、社会非医疗性中医养生保健机构与机构、社区和居家养老密切合作的中医药健康养老服务体系基本形成，中医药健康养老服务基本覆盖城乡社区。

● 2017 年 7 月　《中华人民共和国中医药法》正式实施

第十三条　国家支持社会力量举办中医医疗机构。社会力量举办的中医医疗机构在准入、执业、基本医疗保险、科研教学、医务人员职称评定等方面享有与政府举办的中医医疗机构同等的权利。

第三十五条　国家发展中医药师承教育，支持有丰富临床经验和技术专长的中医医师、中药专业技术人员在执业、业务活动中带徒授业，传授中医药理论和技术方法，培养中医药专业技术人员。

第三十六条　国家加强对中医医师和城乡基层中医药专业技术人员的培养和培训。国家发展中西医结合教育，培养高层次的中西医结合人才。

● 2017 年 10 月　国家中医药管理局发布《关于支持社会力量提供中医医疗和健康服务的意见》

　　社会办中医作为社会办医的重要组成部分，包括中医药养生、保健、医疗、康复等服务，涉及健康养老、健康旅游等多个领域。

　　探索发展中医药特色优势突出的健康服务产业集聚区。在国家中医药综合改革试验区等中医药资源和区位等基础条件较好的地方，相对集中设置只提供传统中医药服务的中医门诊部和中医诊所以及中医养生保健机构，探索医疗与养生、保健、康复、养老、旅游、健身休闲等业态融合发展，健康服务与医学教育、文化宣传协调发展，打造中医药文化氛围浓郁、特色鲜明、具有竞争力和影响力的健康服务产业集聚区，更好地满足国内外较高层次健康消费需求。

● 2017 年 12 月　国家中医药管理局发布《关于推进中医药健康服务与互联网融合发展的指导意见》

　　中医药健康服务与互联网融合发展是将中医药养生、保健、医疗、康复、健康养老、中医文化、健康旅游等中医药健康服务与互联网的创新成果深度融合，实现个性化、便捷化、共享化、精准化、智能化的中医药健康服务，对推进中医药供给侧结构改革，激发创业创新活力，推动中医药传承发展，建设健康中国具有重要意义。

● 2018 年 2 月　国家中医药管理局印发《关于深化中医药师承教育的指导意见》

　　总体目标是构建师承教育与院校教育、毕业后教育和继续教育有机结合，贯穿中医药人才发展全过程的中医药师承教育体系。

● 2018 年 8 月　国家中医药管理局、科技部联合印发《关于加强中医药健康服务科技创新的指导意见》

到 2030 年，建立以预防保健、医疗、康复的全生命周期健康服务链为核心的中医药健康服务科技创新体系，完善产学研医用，协同创新机制，中医药健康服务科技创新能力与创新驱动能力显著提升。要以中医药学为主体，融合现代医学及其他学科的技术方法，不断完善中医药健康服务理论知识。

● 2018 年 8 月　中共中央、国务院发布《中共中央国务院关于打赢脱贫攻坚战三年行动的指导意见》

实施中药材产业扶贫行动计划，鼓励中医药企业到贫困地区建设中药材基地。

● 2019 年 7 月　国家中医药管理局、卫生健康委联合发布《关于在医疗联合体建设中切实加强中医药工作的通知》

要通过医联体建设，切实提升中医药服务能力，提高基层中医药服务可及性和水平，促进中医药和西医药相互补充、协调发展。

● 2019 年 10 月　国务院办公厅印发《关于促进中医药传承创新发展的意见》

一、健全中医药服务体系：加强中医药服务机构建设；筑牢基层中医药服务阵地；以信息化支撑服务体系建设。

二、发挥中医药在维护和促进人民健康中的独特作用：彰显中医药在疾病治疗中的优势；强化中医药在疾病预防中的作用；提升中医药特色康复能力。

三、大力推动中药质量提升和产业高质量发展：加强中药材质量控制；促进中药饮片和中成药质量提升；改革完善中药注册管理；加强中药质量安全监管。

四、加强中医药人才队伍建设：改革人才培养模式；优化人才成长途径；健全人才评价激励机制。

五、促进中医药传承与开放创新发展：挖掘和传承中医药宝库中的精华精髓；加快推进中医药科研和创新；推动中医药开放发展。

六、改革完善中医药管理体制机制：完善中医药价格和医保政策；完善投入保障机制；健全中医药管理体制；加强组织实施。

● 2020 年 12 月　国家药监局发布《关于促进中医药传承创新发展的实施意见》

深化改革，健全符合中药特点的审评审批体系。传承精华，注重整体观和中医药原创思维，促进中药守正创新。坚守底线，强化中药质量安全监管。

● 2021 年 2 月　国务院办公厅印发《关于加快中医药特色发展若干政策措施的通知》

一、夯实中医药人才基础：提高中医药教育整体水平；坚持发展中医药师承教育；加强中医药人才评价和激励。

二、提高中药产业发展活力：优化中药审评审批管理；完善中药分类注册管理。

三、增强中医药发展动力：保障落实政府投入；多方增加社会投入；加强融资渠道支持。

四、完善中西医结合制度：创新中西医结合医疗模式；健全中西医协同疫病防治机制；完善西医学习中医制度；提高中西医结合临床研究水平。

五、实施中医药发展重大工程：实施中医药特色人才培养工程；加强中医医疗服务体系建设；加强中医药科研平台建设；实施名医堂工程；实施中医药产学研医政联合攻关工程；实施道地中药材提升工程；建设国家中医药综合改革示范区；实施中医药开放发展工程。

六、提高中医药发展效益：完善中医药服务价格政策；健全中医药医保管理措施；合理开展中医非基本服务。

七、营造中医药发展良好环境：加强中医药知识产权保护；优化中医药科技管理；加强中医药文化传播；提高中医药法治化水平；加强对中医药工作的组织领导。

● 2022 年 1 月　国务院印发《"十四五"旅游业发展规划》

发挥旅游市场优势，推进旅游与科技、教育、交通、体育、工业、农业、林草、卫生健康、中医药等领域相加相融、协同发展，延伸产业链、创造新价值、催生新业态，形成多产业融合发展新局面。加快推进旅游与健康、养老、中医药结合，打造一批国家中医药健康旅游示范区和示范基地。

五、结束语

中医药得到越来越多国际社会、现代医学的关注和重视，中医治未病理念已经深入人心。随着疾病谱的改变与人民健康水平的提高，居民的健康需求不再满足于传统的看病就医，高端定制医疗、健康管理、照护康复、健身休闲、预防保健等服务受到广大群众的偏爱，健康需求正由"诊疗型"向"保健型"加速转变，能满足不同层次居民的消费意愿与实际需求的健康服务产业迎来良好的发展契机。将中医药融入健康服务产业，推动中医药健康服务优化升级，是顺应时代进步和居民需求的必然选择。正如习近平总书记指出："中医药是中华民族的伟大创造，是中国古代科学的瑰宝，也是打开中华文明宝库的钥匙。"我国各地积极探索中医药综合改革发展之路，垫江中医药综合改革"破题"的历程只是众多实践当中的一例。目前，全国中医药综合改革势在必行且任重道远，在完成"十四五"规划提出的中西医并重和优势互补、古典医籍精华的梳理和挖掘、改革完善中药审评审批机制、中药质量提升、中医药特色人才培养、推动中医药走向世界等重点任务的过程中，应全面发挥与提升中医药特色优势和服务能力，满足人民群众对健康的需求。

重庆医科大学　陈菲　冉娜

说明：本案例来源于垫江县卫健委委托项目《垫江县国家中医药发展综合改革试验县建设五年发展规划》。

第三篇
健康保障深化实践探索

要把保障人民健康放在优先发展的战略
位置，坚持基本医疗卫生事业的公益性，
聚焦影响人民健康的重大疾病和主要问题。

要把保障人民健康放在优先发展的战略位置，坚持基本医疗卫生事业的公益性，聚焦影响人民健康的重大疾病和主要问题，加快实施健康中国行动，织牢国家公共卫生防护网，推动公立医院高质量发展，为人民提供全方位全周期健康服务。

摘自新华社北京 2021 年 3 月 6 日电：《习近平看望参加政协会议的医药卫生界教育界委员》

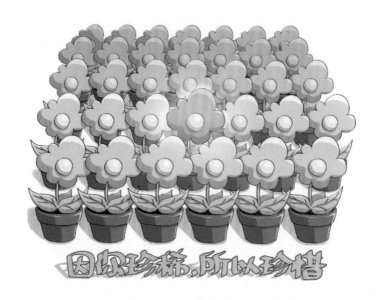

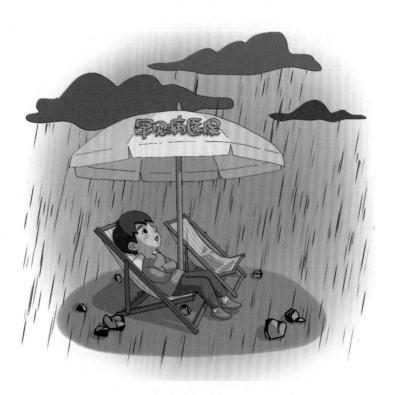

一个都不能落下

——罕见病难题的破冰之举

一、导读

2016年2月1日至3日，习近平总书记来到江西，在看望慰问广大干部群众时强调："在扶贫的路上，不能落下一个贫困家庭，丢下一个贫困群众。"2017年10月25日，习近平总书记在十九届中共中央政治局常委同中外记者见面会上提出："全面建成小康社会，一个也不能少；共同富裕路上，一个也不能掉队。" 2021年3月6日，习近平总书记看望参加全国政协十三届四次会议的医药卫生界、教育界委员时指出："要把保障人民健康放在优先发展的战略位置，坚持基本医疗卫生事业的公益性，聚焦影响人民健康的重大疾病和主要问题，加快实施健康中国行动，织牢国家公共卫生防护网，推动公立医院高质量发展。"罕见病是一类发病率和患病率均极低的特殊疾病，具有病因复杂、可治性低等特点，严重影响人类健康。罕见病群体面临诸多困境，其中因病致贫和因病返贫现象最为严重，极大地阻碍了国家健康脱贫和共同富裕的实现。一方面，当前人们对诸如高血压、糖尿病等慢性病的危害和后果早已广为重视，但由于罕见病的稀少性，人们对其知之甚少。另一方面，罕见病药物使用量较少，导致药企开发研制新药积极性低，药品价格高，许多病人无药可用，或无法承担高昂的价格，而雪上加霜的是绝大多数罕见病未纳入医保报销目录，使许多家庭陷入因病致贫和因病返贫的窘境。2016 年 10 月，中共中央、国务院发布《"健康中国 2030"规划纲要》，提出"巩固完善国家基本药物制度，推进特殊人群基本药物保障。完善现有免费治疗药品政策，增加艾滋病防治等特殊药物免费供给，保障儿童用药，完善罕见病用药保障政策。" 2019 年 8 月，中华人民共和国主席令（第三十一号）通过《中华人民共和国药品管理法》，以此加强药品管理，保证药品质量，保障公众用药安全和合法权益，保护和促进公众健康。2020 年 2 月，中共中央国务院《关于深化医疗保障制度改革的意见》提出"促进多层次医疗保障体系发展。鼓励社会慈善捐赠，统筹调动慈善医疗救助力量，支持医疗互助有序发展，探索罕见病用药保障机制。"该意见对于深入贯彻党的十九大关于全面建立中国特色医疗保障制度的决策部署，着力解决医疗保障发展不平衡不充分的问题，破解罕见病难题有重大意义。

世界卫生组织将罕见病定义为患病人口数占总人口数 0.65‰~1‰的疾病，但世界各国根据自己国家的经济发展水平和疾病谱变化，对罕见病的定义存在一定差异。中国对罕见病尚无明确的定义，目前普遍采用的是：罕见病为患病率低于 1/500 000，新生儿发病率低于 1/10 000 的疾病。随着我国经济的快速发展，人民生活水平逐步提高，人们将生命健康质量看得愈来愈重要。医疗卫生事业和医疗保障制度的建设和发展与人们的生命质量息息相关，而目前国内罕见疾病相关的医疗卫生事业包括临床诊治技术和社会保障水平等仍处在较低层次。2018 年我国通过目录的方式界定出中国第一批罕见疾病，目录内包含 121 种疾病，而后针对罕见病的专项国家政策陆续出台。目前国际上已甄别出约有 6 000~8 000 种罕见疾病，全球范围内约有 4 亿罕见疾病患者。调查显示我国现已发现 1 348 种罕见疾病，其中儿科罕见疾病占比最高，约为 14%。根据定义推算，目前我国的罕见病患者人数已超过 2 000 万人，而 95% 的罕见病缺乏有效的治疗手段，能用特效药治疗的罕见病不足 1%。

由于罕见疾病的病例数极少，获取的流行病学资料有限，导致医务人员的认知和临床诊断水平不高。疾病诊疗主要面临以下问题：①误诊率高、确诊时间长。疾病的误诊率高达44%，确诊周期一般为5~30年，30%的患者需经过5~10名医生诊断。②疾病病情严重。总体来说，罕见病发作涉及多器官、多系统（包括神经、心脏、血液等），可引起多种后遗症，比如智力残疾、肢体残疾等，严重时甚至会导致死亡。③罕见疾病不仅给患者带来巨大的生理痛苦，同时，由于疾病治疗往往伴随终生，加之目前尚未建立现实可行的罕见病医疗保障制度，罕见病患者治疗费用的医保报销比例普遍较低，甚至是零报销、全自费，基本医疗保险的补偿效果不明显，商业保险等其他市场保障形式更是将罕见病患者直接拒之门外。在低医疗保障水平的情况下，高昂的治疗费用给患者家庭带来极为沉重的经济负担。不仅如此，罕见病患者的基本社会生活、就业上学等都存在很大的困难。因此，罕见病患者的社会支撑体系也亟待建立。

党的十八大以来，党和政府高度重视民生疾苦，各地积极探索破解罕见病难题的途径。目前国内各地区根据自身医疗保障能力的大小和区域内罕见疾病的流行情况，逐渐摸索出七大地方性罕见病保障模式，为辖区内的患者提供不同程度的保障，更为以后从国家层面出台罕见病保障政策提供实践经验。本案例通过分析梳理重庆地区罕见病相关政策保障措施，总结了重庆市改善罕见病患者保障重要举措，建立健全科学合理的罕见病保障体系；发挥地区医疗资源优势，助力诊疗水平提升；加强疾病宣传，兼顾预防和诊治，对罕见病患者群体予以更多关注，为其提供生理、心理、社会等多个维度的支持，以此保证重庆市罕见病患者的基本生存权益，破局罕见病难题。

二、实践——重庆市罕见病患者保障改革探索

由遗传基因变异导致的罕见病，是人类疾病谱变化和医学研究发展过程中不可忽视的重要科学命题，而如何保障罕见病患者的健康权也是一个文明高度

发展的国家必须面对的问题。罕见病患者生存处境艰难，疾病治疗经济负担沉重，加之医疗资源有限且地区分布不均，导致重庆市在保障罕见病患者权益方面面临一定困境。重庆市目前有 3 200 多万人口，罕见病患者的数量不容小觑，仅重庆市 11 家罕见病协作网成员医院上报的近三年病例达 54 615 例，位居全国第一，由此可见做好罕见病防治工作对提高全民健康水平、建设健康中国具有重大意义。在此情况下，重庆市积极探索构建多维度的疾病保障体系，促进地区内罕见病医疗资源整合，加强罕见病相关诊疗科室协作，加快建立医疗机构罕见病常态化知识研讨机制，提高地区内罕见病诊疗水平。

1. 重庆市罕见病相关政策措施

2018 年 11 月重庆市人民政府下发文件，鼓励防治重大传染病和罕见病药物同等纳入医保支付范围。2019 年，重庆市有 11 家三级甲等医院被遴选进入全国罕见病诊疗协作网。2020 年 11 月 28 日由重庆市重庆医科大学附属第一医院牵头，重庆市医学会成立罕见病分会，为重庆地区内的罕见病诊治、药物研发、社会保障提供了后备知识支持和组织保障。2021 年 1 月 15 日，经市卫生健康委与重庆市罕见病领域的医疗专家共商，制定印发《重庆市罕见病诊疗规范（2020 年版）》，为罕见病诊治明确临床诊疗路径，提高地区罕见疾病的可识别性、可治性。截至 2021 年 4 月，在中国国家罕见病注册系统中注册登记的重庆市罕见病患者有 625 例。

重庆市关于罕见病药物的相关政策基本与国家层面政策并行。2021 年 2 月 24 日，重庆市医疗保障局《关于公布"2020 年版国家医保谈判药品门诊用药保障"目录的通知》，确定了重庆市医疗保险执行 2020 年版国家医保谈判药品门诊用药保障目录，包含 6 种罕见病药品涉及 4 种罕见疾病，其中门诊药品本来含有依维莫司，但其适应的疾病种类不是结节性硬化症，则不算罕见病保障范围（《第一批罕见病目录》），具体情况见表 1。

表 1　重庆市罕见病门诊药品保障情况

药品名称	适用疾病名称
重组人凝血因子Ⅶa	先天性 / 获得性血友病
特立氟胺	多发性硬化
西尼莫德	多发性硬化
芬戈莫德	多发性硬化（10 岁及以上）
尼达尼布	特发性肺纤维化
氘丁苯那嗪	亨廷顿舞蹈病

目前重庆市主要通过门诊特病、大病保险、医疗救助的形式对罕见疾病的费用进行报销补助。将部分罕见病种（《第一批罕见病目录》）纳入医保特殊疾病范围，共 4 类疾病，其中包括：①个人参加职工医保 1 档：血友病。②单位参保及个人参加职工医保 2 档：血友病、帕金森病、肌萎缩侧索硬化症。③城乡居民医保：血友病、苯丙酮尿症（含四氢生物蝶呤缺乏症）（限 0~18 岁患儿，定点医院限市妇幼保健院及重庆医科大学附属儿童医院）。重庆市门诊特病报销，首先需携带疾病诊断等相关资料前往参保地的医保中心办理职工或居民特病，指定定点治疗机构，仅报销与办理特病病种治疗相关的疾病治疗费用，分别按职工和居民特病报销标准进行报销，如无办理特病，则无法享受报销待遇。特病具体报销流程如图 1。其次是对超出支付范围的费用启动大额补助（即大病保险），如职工医保启动大额救助标准是一个自然年度的医保报销费用超过 4.7 万以上则全额报销，年封顶线为 54.7 万元，而居民医保则是符合医保报销自付费用超过 14 460 元，自付费用按 60% 报销，每年封顶线为 20 万元。现行的医疗救助覆盖的范围里，也仅有血友病被纳入。

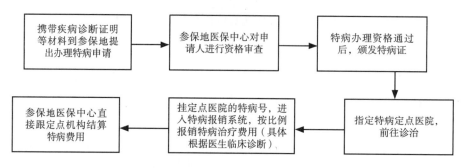

图 1　罕见病门诊特病报销流程图

2. 重庆市改善罕见病患者保障重要举措

2.1　发挥地区医疗资源优势，助力诊疗水平提升

（1）整合区域医疗资源，提高罕见疾病协作诊疗能力。重庆市目前有 11 所纳入全国罕见病诊疗协作网的协作医院，有良好的医疗卫生资源可利用，充分发挥了地区三甲医院特长，加强了对罕见疾病的研究，不断提高医院诊疗水平，减轻了医疗资源分布不均造成的诊疗失误、病情延误等问题。罕见病相关科室之间，积极协作配合，协商治疗方案，提高了疾病诊断效率，尽快为患者提供了治疗。

（2）医疗机构推动罕见病研讨常态化。借助重庆市罕见病学会平台，促进各协作医院间的学术讨论，医疗机构建立了医务人员罕见病知识的常态化培训机制，提高疾病的认知度和诊疗水平，为本地罕见病患者提供更为及时便利高效的医疗服务。培养了罕见疾病专科医务人员，提高人才专业素质，启动多科室联合模式，增加重点科室间的协作性，合理利用协作网络的转诊功能，避免了患者因诊疗能力不足而延误病情。

2.2　地区内建立科学合理的罕见病保障制度

（1）明确罕见病患者就医路径，实行"三定管理"。在做好重庆市罕见病病种统计的基础上，联合医疗机构，向公众公布各类型疾病定点就诊医院，明确患者疾病诊治的就医路径，减少患者的"盲从感"。在地方层面的单项罕见疾病保障政策实行"三定管理"，即对罕见病诊疗、用药等规定定点医疗机构、指定医务人员和定点药品机构。这种管理服务减少了患者就医拿药的繁琐，提高了保障的专业化程度。由于罕见病患者多是门诊带药，且患者分布在地区各个地方，因此，根据医师诊断的实际情况，可加大门诊带药量，减少患者就医带来的时间和交通成本。

（2）实施"精准化"医疗保障，依次纳入保障疾病种类。重庆市的经济发展水平相较于沿海发达地区略低，因此医保基金不可能一次性涵盖所有罕见疾病。在医保基金稳定运行的基础上，经济效益和社会效益并举，科学合理规划罕见病保障进程，采取"小步快走，分批实施"措施。将一批经济风险巨大、对生命健康有严重危害，且治疗疾病的特效药已在国内上市的罕见病纳入医保试点，制定罕见病保障政策，定期评估患者家庭的收入情况，分层次对患者疾病费用进行补偿，提高医保基金运行过程中的公平性。

（3）构建多层次筹资渠道，加强保障制度抗险能力。重庆市通过政府主导的形式，构建医保基金、财政基金、社会慈善资金等多层次渠道，成立罕见疾病保障专项基金，帮助患者及家庭减少"因病致贫"风险的同时，保障机制平稳运行。

2.3　政府加强疾病宣传，兼顾预防和诊治

（1）政府部门重视疾病知识宣传，构建罕见疾病三级预防体系。由于80%的罕见病是遗传导致的基因缺陷，疾病的三级预防在控制疾病发生、发展中起着非常重要的作用。重庆市政府部门大力督促医疗机构做好罕见病预防知识宣讲，借助传统媒体、大众传媒等多种传播渠道，面向公众普及罕见病知识，公开罕见病群体面临的困境，使罕见病走进大家的视野，提高了公众对罕见病的认知水平，引起社会广大群体的关注。针对罕见病的遗传特性，加强新生儿基因筛查工作，做好罕见病防治准备，提早发现、控制、诊断病情，给予及时诊治，防止病情进一步恶化。通过微信公众号等网络信息传播渠道，积极做好罕见疾

病预防知识宣传，加强三级预防体系建设，鼓励做好婚前、孕期基因检测工作，增强公众对罕见疾病的重视，保证患者能享有基本的健康权益。

（2）推动建立罕见疾病数据库。由于罕见病患者人数少，人群散发，其相关的流行病学调查一直未能有效进行，因此建立罕见病患者数据库有十分重要的意义，不仅能分析调查重庆市罕见病疾病现状，还能为今后罕见病相关的科研事业提供数据支持。重庆市通过医院和罕见病学会等机构的支持，建立罕见病流行病学数据库，为疾病的临床研究、地方卫生政策的出台提供数据支撑。

2.4 多部门联合制定罕见病保障政策

一项保障政策的落实需要多个部门发挥职能，从多角度来保证政策的可行性和科学性。重庆市医保部门联合财政部门、卫生部门、民政部门等协同制定政策，明确各自责任划分，如财政部门为保障资金"兜底"，卫生部门联合各学科专家讨论建立疾病纳入标准，民政部门对患者家庭提供生活救助等。加强部门间的沟通协调，为罕见病保障政策的落实提供多方面的服务。

2.5 发展罕见病患者组织，提高患者疾病信息获得性

考虑到罕见病患者在信息获取中的被动位置，为给患者及家属在求医问药、政策保障等方面提供有力的社会支持，重庆市通过基层社区等做好患者及其家属的社会适应工作，提供心理疏导，减轻由于疾病带来的心理问题；引导支持罕见病患者组织，发挥其桥梁作用，为追踪患者信息，协助政府相关部门掌握罕见病患者情况提供组织支持；定期举办罕见病的社会活动，增加公众对罕见病的认知度，进而达到宣传科普罕见病知识，增加罕见病组织的志愿力量，增强患者的社会参与感。

2.6 政府主导，助力罕见病科研

由于罕见病的特殊性，导致其相关工作的发展不具备市场盈利特性，因此，

政府的角色尤为重要。重庆市为增强罕见病保障工作发展的势头，政府"出钱出力"，一是不断提高罕见病患者的保障水平，二是形成多层次保障模式，减轻政府经济负担，规避保障机制运行风险，推动罕见病保障工作的发展。在罕见病诊疗和保障研究中，医疗机构处于"首发"位置，政府出台相应鼓励政策，增强医疗机构对罕见病的重视程度。

国家卫健委一直高度重视罕见病的管理工作，并出台了一系列规章制度，2019年9月发布了《罕见病诊疗指南（2019版）》并建立了罕见病诊疗协作网，2019年10月开始在全国开展罕见病例诊疗登记工作。重庆市为了更好地了解和研究罕见病，由重庆医科大学附属第一医院牵头成立了罕见病协作联盟，积极响应了国家号召，进一步推动了罕见病工作管理的规范化，提高了罕见病诊疗水平，为罕见病患者提供了及时高效的医疗服务。2020年11月，重庆市医学会罕见病分会成立，填补了重庆市罕见病领域学术组织空白。罕见病分会成立以后，在罕见病的基础研究、临床诊治、辅助生殖干预、遗传阻断、医疗保障和医疗救助等关键领域，精准持续发力，继续推进了罕见病相关工作，更好地保障了罕见病患者健康权益，提高了全民健康水平，为实施"健康中国"战略做出了应有的贡献。

三、评析和展望

罕见病患者作为社会保障中的弱势群体，承担着疾病治疗带来的生理和经济双重压力。目前罕见病治疗的医疗资源分布不均，主要集中于经济发达地区，浙江、山东青岛等地已将部分罕见病纳入医保范围。随着2018年《第一批罕见病目录》的出台以及2019年全国罕见病诊疗协作网络的建立，重庆市卫生健康委积极响应号召，于2019年5月21日公布了《罕见病诊疗协作网络建设实施方案》，为本地的罕见病诊疗提供政策指导。但仍存在着疾病临床诊治手段缺乏，用药可及性差且费用昂贵，医疗保障能力不足等问题。为了解决上述问题，提出以下几个方面的建议。

第一，罕见病病症表现多样，涉及多系统、多脏器，需各科室联合治疗。罕见病诊治要求的医疗水平高，针对医疗资源城乡分布不均、地区分布不平衡的问题，应尽快完善罕见病诊疗协作网相关工作，落实具体的实施方案，发挥协作网络的转诊作用，建立地区间医疗机构的罕见病转诊通道，加强罕见病诊治的黏合性和持续性，减少患者就医困难。

第二，进一步完善罕见病目录，在定期听取包括医疗机构、行业专家、病患及家属以及医疗企业在内的各界相关意见的基础上，公开透明及时更新调整罕见病目录。

第三，从公平性出发，罕见病参保患者享有平等的生命健康保障权益。针对罕见病的特殊性，在考虑罕见病用药进入医保的过程中，应更看重其社会效益。在重庆市医保总额预算模式下，兼顾社会效益，建立罕见病用药医保准入体系。设立罕见病专家小组，对社会效益大和确有必要进入医保目录的罕见病用药做好调查评估，实施特殊的准入标准，简化审批流程，设立罕见病药品绿色通道，提高患者用药可及性，尽量规避疾病治疗带来的经济风险。多部门联合出台具体措施，促进医药行业积极进行罕见病药物的研发、生产、销售等。

第四，为保证医保基金的稳定运行，应根据重庆市经济发展水平，采取针对性的罕见病筹资措施。优先选取成本－效果或成本－效益较好的罕见病纳入医保报销范围，通过基本医保、大病医保、医疗救助、慈善救助等多种途径，为罕见病患者提供保障。同时号召有社会责任感的企业、社会组织，共同构建罕见病保障体系，形成患者、医保、企业、社会组织等多方筹资体系。特别是针对现无特效药治疗的罕见病，通过专项基金专项拨付，对罕见病患者治疗发生的费用实行分段报销的形式，减少报销限制条件，形成专门的报销流程，减少患者报销过程中的障碍，让基金真正流向急需的患者手中。

四、政策梳理

● 2013 年 2 月　国家食品药品监督管理局发布《关于深化药品审评审批改革进一步鼓励药物创新的意见》

　　鼓励以临床价值为导向的药物创新。创新药物研发和审评应以临床价值为导向，既关注物质基础的新颖性和原创性，更应重视临床价值的评判。对重大疾病、罕见病、老年人和儿童疾病具有更好治疗作用、具有自主知识产权和列入国家科技计划重大专项的创新药物注册申请等，给予加快审评。

　　进一步加强药品注册管理，提高审评审批效率，鼓励创新药物和具有临床价值仿制药，满足国内临床用药需要，确保公众用药更加安全有效。

● 2015 年 8 月　国务院印发《关于改革药品医疗器械审评审批制度的意见》

　　加快创新药审评审批。对创新药实行特殊审评审批制度。加快审评审批防治艾滋病、恶性肿瘤、重大传染病、罕见病等疾病的创新药。

● 2016 年 4 月　国务院办公厅印发《深化医药卫生体制改革 2016 年重点工作任务》

　　提高药品供应保障能力。深化药品医疗器械审评审批制度改革。进一步畅通儿童、老年人等特殊人群用药以及罕见病用药、临床急需药品的审评审批专门通道，加快注册审评进度。

● 2017 年 6 月　国家卫生计生委、国家发展改革委等 9 部门联合印发《关于改革完善短缺药品供应保障机制的实施意见》

　　健全罕见病用药政策。研究建立我国常见罕见病用药数据库，通过国家科技重大专项等国家研发项目支持企业和科研单位研发创新，将符合条件、临床急需罕见病用药列入优先研发清单，完善和落实罕见病用药优先审评审批政策。

● 2017 年 2 月　国务院办公厅印发《关于进一步改革完善药品生产流通使用政策的若干意见》

　　严格药品上市审评审批。借鉴国际先进经验，探索按罕见病、儿童、老年人、急（抢）救用药及中医药（经典方）等分类审评审批，保障儿童、老年人等人群和重大疾病防治用药需求。

● 2018 年 4 月　国务院办公厅印发《关于改革完善仿制药供应保障及使用政策的意见》

　　制定鼓励仿制的药品目录。以需求为导向，鼓励仿制临床必需、疗效确切、供应短缺的药品，鼓励仿制重大传染病防治和罕见病治疗所需药品、处置突发公共卫生事件所需药品、儿童使用药品以及专利到期前一年尚没有提出注册申请的药品。

● 2019 年 8 月　中华人民共和国主席令（第三十一号）《中华人民共和国药品管理法》

　　加强药品管理，保证药品质量，保障公众用药安全和合法权益，保护和促进公众健康。

● 2019 年 9 月　国家卫生健康委办公厅发布《罕见病诊疗指南（2019
年版）》

涵盖 121 种罕见病，对 121 种罕见病详细阐述了定义、病因和流
行病学、临床表现、辅助检查、诊断、鉴别诊断和治疗，并在每一种
罕见病的最后提出了诊疗流程，以清晰的流程图形式向读者展现诊断
流程和治疗原则，对提高我国罕见病规范化的诊疗水平具有重要意义。

● 2020 年 1 月　国家卫生健康委办公厅发布《关于设立全国罕见病诊疗
协作网办公室的通知》

国家卫生健康委依托协作网国家级牵头医院北京协和医院，设立
全国罕见病诊疗协作网办公室。办公室主要负责协作网成员医院的日
常联系和管理工作。

通过加强全国罕见病诊疗协作网组织管理，建立畅通完善的协作
机制，切实发挥协作网整体作用。

● 2020 年 2 月　中共中央、国务院发布《关于深化医疗保障制度改革的
意见》

促进多层次医疗保障体系发展。鼓励社会慈善捐赠，统筹调动慈
善医疗救助力量，支持医疗互助有序发展。探索罕见病用药保障机制。

● 2021 年 12 月　国家医保局、人力资源社会保障部发布《国家基本医疗
保险、工伤保险和生育保险药品目录（2021 年）》

由全球神经科学领域领先企业渤健研发的两款罕见病药物：诺西
那生钠注射液、氨吡啶缓释片（复彼能™）均出现在调整后的医保药

品目录中。

加速提升我国罕见病治疗与国际先进水平的一致性、患者治疗的依从性和可及性，对实现"健康中国"的目标意义非凡。自2016年起，医保目录六次更新，覆盖范围从心血管、肿瘤等多发、重大疾病的专利、急需药品逐步扩大，在"保基本"的前提下，首次将高值罕见病药物纳入医保报销范围。

五、结束语

2021年我国取得了脱贫攻坚的全面胜利，创造了消除绝对贫困的人间奇迹，但反贫困是一项艰巨的持久战，尤其是因病致贫和因病返贫等情况依然长期存在。罕见病患者的处境艰难，不仅要面对疾病本身带来的生理痛苦，而且疾病治疗过程中产生的社会、经济、心理负担也十分沉重。在党和国家的重视和推动下，我国医疗保障发展不平衡不充分的问题正在逐步得到解决，破解罕见病保障难题已初见成效。疾病虽然罕见，但社会关爱不罕至。建设满足患者需求、更为科学有效的罕见病政策措施、保障制度已在路上；继部分抗癌药降价、进医保后，"保障2 000万罕见病患者用药"也提上了议程；成立了中国罕见病联盟、对罕见病药品给予增值税优惠，等等，我国破解罕见病难题已经迈出了关键的一步。

重庆医科大学　刘丹　张滨

说明：本案例来源于2020年度重庆市教育委员会科学技术研究项目《基于"整体性"治理视角的重庆市医疗救助制度研究》（KJQN202000413）。

不断改善人民生活、增进人民福祉。

我们始终坚持在发展中保障和改善民生，全面推进幼有所育、学有所教、劳有所得、病有所医、老有所养、住有所居、弱有所扶，不断改善人民生活、增进人民福祉。

摘自新华社北京 2018 年 12 月 18 日电：《习近平：在庆祝改革开放40 周年大会上的讲话》

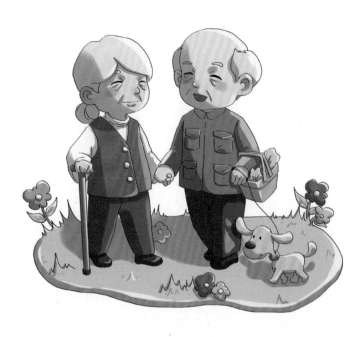

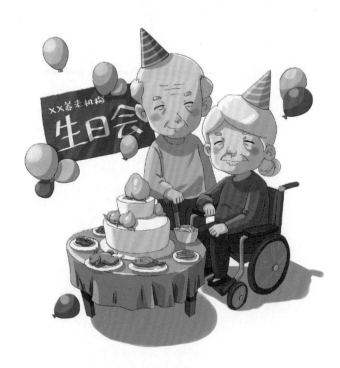

老有所养、病有所医

——走近重庆"医中有养"机构养老服务

一、导读

我国第七次人口普查结果显示，与 10 年前相比，60 岁及以上老年人口占总人口的比例上升了 5.44 个百分点，达到 18.7%。这个占比远高于第六次人口普查时上升 2.93 个百分点的增幅，我国已进入人口老龄化快速发展时期。老年人需求结构从生存型向发展型转变，医疗卫生服务需求和养老服务需求叠加的趋势明显，并且表现出需求层次多样化的特征。然而我国家庭小型化趋势使老年人医养需求很难得到有效满足，特别是失能、独居老人医养问题尤其突出。建设完善与我国人口老龄化进程相适应的养老服务体系显得重要而紧迫。"有效应对我国人口老龄化，事关国家发展全局，事关亿万百姓福祉，事关社会和谐稳定，对于全面建设社会主义现代化国家具有重要意义。"

党和国家高度重视老龄事业和养老服务体系发展。针对如何满足老年人医疗和养老的双重需求，早在"十二五"期间就明确提出探索"医养结合"发展的新模式，2013 年 9 月国务院印发《关于加快发展养老服务业的若干意见》，提出积极推进医疗卫生与养老服务相结合。同月，国务院又印发《关于促进健康服务业发展的若干意见》，针对"推进医疗机构与养老机构等加强合作"提出应在养老服务中充分融入健康理念，加强医疗机构和养老机构间的业务协作，建立健全医疗机构与养老机构之间的业务协作机制。2015 年 3 月，国务院办公厅印发《全国医疗卫生服务体系规划纲要 (2015—2020 年)》正式明确了"医养结合"的概念，对推进医疗机构与养老机构的合作、发展社区健康养老服务方面提出了要求。

在党和国家重大规划和政策意见引领下，养老服务体系建设稳步推进，医养结合新型养老模式取得了快速的发展，医养结合构建多种发展模式。有"养中设医"型、"医中设养"型和"医养合作"型。"医养结合机构"的概念也随之明确。2015 年 11 月，国家卫生计生委等 8 个部门联合发布的《关于推进医疗卫生与养老服务相结合的指导意见》（国办发〔2015〕84 号），首次明确提出了"医养结合机构"的概念，鼓励地方因地制宜，采取多种形式实现医疗卫生和养老服务融合发展。医养结合机构将医疗资源与养老资源相结合，实现社会资源利用的最大化。利用"医养一体化"的发展模式，集医疗、康复、养老等为一体，把老年人健康医疗服务放在首要位置，将养老机构服务与医院医疗功能相结合，把生活照料和康复关怀融为一体。

"十三五"期间医养结合服务模式不断完善，我国已进入医养结合发展快车道。国家启动了国家级医养结合试点工作，通过遴选 90 个试点城市 (区)，探索建立符合国情的医养结合服务模式。2020 年全国具备医疗卫生机构资质，并进行养老机构备案的医养结合机构达到 5 857 家，床位数达到 158 万张。各地医养结合工作扎实起步，以多种形式围绕老年人的健康养老需求提供综合连续的医养结合服务。

"十四五"时期，更是将"实施积极应对人口老龄化"上升为国家战略，在《中华人民共和国国民经济和社会发展第十四个五年规划和 2035 年远景目标纲要》中作了专门部署。为实施积极应对人口老龄化国家战略，2021 年 11 月中共中央、国务院发布《关于加强新时代老龄工作的意见》，将满足老年人需求和解决人口老龄化问题相结合，满足老年人多层次、多样化需求。意见要求深入推进医养结合，创建一批医养结合示范项目。"鼓励医疗卫生机构与养老机构开展协议合作，进一步整合优化基层医疗卫生和养老资源，提供医疗救治、康复护理、生活照料等服务。支持医疗资源丰富地区的二级及以下医疗机构转型，开展康复、护理以及医养结合服务。鼓励基层积极探索相关机构养老床位和医疗床位按需规范转换机制。"2022 年 2 月《"十四五"国家老龄事业发展和养老服务体系规划的通知》（国发〔2021〕35 号），要求"深入推进医养结合，丰富医养结合服务模式，增加医养结合服务供给，提升医养结合服务质量。"我国医养结合养老服务在老有所养、老有所医上不断完善发展，走出一条中国特色积极应对人口老龄化道路。老人们不只是"活着"，而是过上了幸福的"生活"。

二、实践——重庆"医养结合"机构养老模式探索

"老有所养、老有所医、老有所为、老有所学、老有所乐"，不仅蕴含着老年人追求幸福生活的梦想，更衡量着一个地区发展和文明的高度。

重庆是我国人口老龄化程度较高的城市。2021 年重庆市第七次人口普查数据显示，重庆全市常住人口 3 205.42 万人，其中 60 周岁及以上占比 21.87%，65 岁以上占比 17.08%，老年抚养比为 25.49%，位居全国第一。据估计到 2035 年重庆老龄人口将达到 871 万，2050 年将接近 1 000 万，重庆市老年人口和老龄化率呈快速扩张态势，在养老服务、基本公共卫生服务、资源整合等方面面临巨大的挑战。

重庆市作为第一批国家级医养结合试点城市，为贯彻落实国家积极应对老龄化政策精神，结合本市特点，发布了一系列政策大力支持医养结合的发展。2016 年 8 月，重庆市卫生计生委等部门发布《关于推进医疗卫生与养老服务相结合实施意见的通知》，要求结合重庆市实际，健全医疗卫生机构与养老机构合作机制，大力支持养老机构开展医疗服务，积极推动医疗卫生机构与养老服

务融合发展。近年来重庆市积极探索与完善养老服务体系，现已建立以居家养老为基础，以社区养老为依托，以机构养老为支撑的健康养老格局，养老服务体系日趋完善。家庭养老是重庆居民养老最常见的方式，但现阶段重庆城市家庭中"421""821"家庭非常的普遍，许多家庭都面临同时赡养多位老人的困境，传统的家庭养老模式遇到了经济和精神上的双重压力。经过实践和摸索，重庆市建立了社区居家养老模式，但还是存在开展社区居家服务项目的社区较少、老年人在家庭中的服务需求被限定在一定范围内，很多小区难以满足老年人在家的居家养老需求和社区照护服务等限制，接受社区居家养老服务的老人数量有限。为解决以上难题，并且同时满足老年人的医疗和养老需求，重庆市积极开展了"医养结合"新型养老模式中机构养老的有益探索。

1. 大型三级公立医院迈出医养结合机构养老服务的第一步

重庆医科大学附属第一医院青杠老年护养中心（图1）是国家发展和改革委员会批准的大型公立医院建立的第一批养老机构，是全国首家集养生文化、康复理疗、医疗护理、休闲娱乐等功能为一体的"医养结合型"养老机构。它的建立标志着大型公立医院办养老机构，"医养结合"机构新型养老模式的重庆探索实践正式开启。青杠老年护养中心位于重庆市璧山区青杠街道，占地

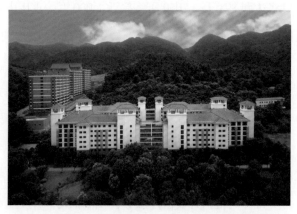

图1　重庆医科大学附属第一医院青杠老年护养中心

773.19 亩，2012 年 2 月开始试运行。机构设置养老床位 3 000 张，医疗床位 1 000 张，由普通护养区、临湖护养区、临湖疗养楼、学术交流中心、康复医院组成。护养中心依托重庆医科大学附属第一医院精湛的医疗护理技术优势、先进的医疗管理模式、完善的应急救援系统，为入住的老人提供专业化的医养结合机构养老服务。中心始终秉承"老人至上、一心做好、始终如一"的宗旨，为入住老人提供全方位一流的医养服务，成为老人安享晚年的幸福家园。青杠老年护养中心是大型三级公立医院实现医养结合服务模式的有益探索，医中设养是其优势特色（图 2）。

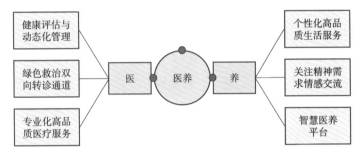

图 2 三级公立医院"医中设养"全方位照护服务

医中设养服务中的"医"主要体现在健康评估和管理、"绿色救治通道"双向转诊、康复与长期护理服务方面。具体表现在：一是护养中心为老人们提供专业健康评估，动态健康管理。根据护养中心要求，无精神疾病、传染性疾病，且适合过集体生活的年满 60 周岁的男士和 55 周岁的女士都可以申请入住。在入住时，会由医生、护士、健康照护师、社工组成专业评估小组对老人进行全方位的评估，查看老人身体和精神状况，询问病史，医疗保险的参保情况等，并与老人及家属沟通疾病治疗健康管理计划，说明入住风险。根据入住老人评估量表及体格检查结果安排入住区域，区域护士长也会查看入住老人情况，为老人建立健康档案和个性化照护计划，并根据照护计划对每个老人进行分级护理和动态跟进健康情况。护养中心除了本院的专业医师外，还应老人们所需安排医院本部专科医师定期坐诊。机构将护养中心、护理院、慢病康复有机融合，建立完善的内部循环转区机制，实现老人在"护养区—护理院—慢病区—重医附一院本部—护养区"的互转模式，为入住的老年人提供从疾病预防到病情控制的专业服务。二是医院本部为护养中心开设"绿色救治通道"，实施双向转诊。入住护养中心的老人如需前往医院本部就诊，护理人员会联系值班医师为老人开具具体的病情介绍，详细说明老人的初期病情、近期的变化状况、需要注意的事项以及建议做的检查。在拿到值班医师的病情介绍以后，护理人员在护养中心网站预约本部挂号，医院本部各科室优先接收从护养中心转诊来的老人，为他们提供医疗服务。三是护养中心为老人提供悉心康复与长期护理服务。护养中心有专业资质康复理疗师，为老人提供运动功能训练、语言功能训练、中医理疗等专业化康复服务（图3、图4）。护养中心除设有一般医院的医技科室外，还设有蜡疗室、ADL训练室、针灸室、骨质疏松治疗室、SET治疗室、作业治疗室等，可为老人进行全面的病后康复与护理治疗。也为老人提供健康保健指导（养生、活动、营养等方面），定期综合评估老人健康状况，指导康复保健并贴心督促老人多进行户外活动。此外，护养中心为老人提供多种病后、术后专业长期护理，大幅提升入住老人生活品质以及康复率。护养中心专业化、高品质的照护团队由医师、护师、营养师、社工师、心理咨询师、护理员、志愿者等组成的，为老人在医疗、护理、饮食等多方面提供高质量全方位的医养服务。

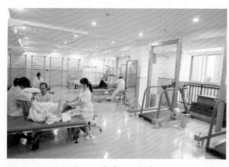
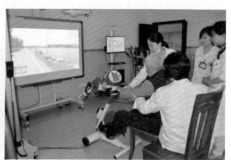

图 3　康复训练中心　　　　　　图 4　上肢功能康复训练

医中设养服务中的"养"的特色主要体现在满足老年人多样化生理、心理、精神文化需求，提供个性化、人性化服务，以及搭建智慧医养平台等方面。除了提供一般性的生活照料外，护养中心还在许多方面提供更贴心舒适的服务。例如食堂聘请专业的营养师为老人制定营养菜单。对一些有特别医嘱的老人，营养师还会为老人单独搭配餐。关注老人们精神上的需求，定期安排心理咨询师与老人沟通交流。护养中心配备不同功能的活动室丰富老年人的文化娱乐活动。护养中心会经常举办一些活动，增进老人们与子女、亲友、护理人员、志愿者等的交流机会，促进感情交流，例如举办感恩音乐会、文艺演出（图5）、为百岁老人举办生日会等。

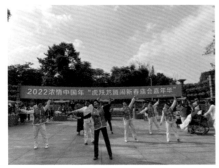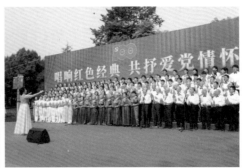

图 5　文艺演出

此外，护养中心还依托智慧医养平台提供高质量服务。每位老人配有智能腕表和无线呼叫定位设备，护理人员可以通过呼叫定位系统随时定位老人的位置，给老人远程传达中心的通知。同时，老人遇到危险时也可以通过智能电子屏发出警报铃声，保安室会自动定位到老人所在的具体位置。护养中心有远程探视系统，老人的家属可以通过该系统与老人进行远距离交流，了解老人的情况。

护养中心依据提供的医养服务，费用标准为：护养区 2 900（标间）~6 400（套间）元/月；护理院基本床位费为 95（标间）~195（单间）元/天，还需要根据护理等级不同缴纳一定的照护费，每月 900~4 800 元（图6）。

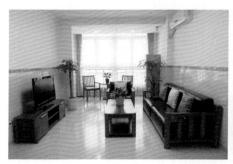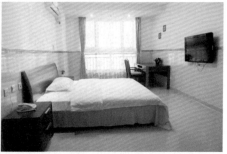

图 6　套房客厅及卧室

2. 社区卫生服务中心搭建初级综合照料平台

重庆市沙坪坝区井口社区卫生服务中心是一所政府主办的综合性一级卫生服务机构，是国家老年疾病临床医学研究中心协同网络基层单位，并获得"重庆'十三五'健康事业发展突出贡献十大示范养老服务机构"荣誉。中心的医养结合部（托老科）成立于 2011 年，现与内科合并为综合科，现有工作人员 13 名，护士 36 名，全部具有大专以上学历。开设住院病床 80 张，康养床位 130 张，拥有心电监护仪、机械辅助排痰治疗仪、血气分析仪、肺功能检测仪等设备。井口社区卫生服务中心医养结合部秉着为老年人提供高品质、全方位综合性服务的理念，以诚实守信为支撑，以精心服务，爱心、诚信、奉献、以人为本为服务宗旨，形成集医、护、养为一体的服务模式。井口社区卫生服务中心搭建起初级综合照料平台，推广了医养结合的服务模式，见图 7。

井口社区卫生服务中心医养结合部主要服务方向是提供医疗救治、生活照料及精神赡养，实现健康养老。首先，在人性化服务方面，老人的饮食由机构食堂负责，根据老年人的情况提供高蛋白和清淡的老人餐。机构入住老年人多为失能老人，以富有营养的流食为主，并搭配果汁。通常由养护人员定点定时将饭菜送入老人房里，细心地帮助老人就餐。对于特殊病情的老人，食堂也会根据情况为老人制定个性化食谱，保证食疗与医疗的结合。其次，社区卫生服务中心的医养结合部为老人们提供精心的护理服务，以养心、养身、养乐的"三养"为载体，使老人身心愉悦。医养结合部的房间设置有普通病床，每天都会有护理人员将老人的病床向上摇动，让老人能坐立休息；房间安装有空调，护理人员会根据气候变化为老人调节房间温度；定期更换床单、被褥等；每天早上或下午还会为老人播放广播或电视。护理人员也会定期为老年人进行康复护理和基础护理。根据老年人病情和养护需求，提供常规护理、特殊护理和专业护理。常规护理为护理人员每天按时照顾老人的生活起居，特殊护理为失能老人提供喂食、翻身、医疗治疗等护理需求，专业护理为恢复期的失能老人提供简单的功能性训练并且用娱乐设备进行心理调理。医养结合部形成了养心、养身、养乐的"三养"工作理念。养心是指定期为老人提供针对性的健康养护，让子女关爱老人。老人在井口卫生服务中心老年科的每一天都会和亲人打视频电话，护理人员会将老人身体与生活状况一一述说给家人听，不让老人心理感受到空虚。养身是指中心的健康食堂，根据老人身体状况的变化提供相应的营养套餐。养乐是针对不同的老年人划分不同的生活空间，让老人住得舒适和整洁。为了丰富老年人的精神生活，广泛开展志愿者服务。发动院内院外志愿者慰问老人、帮助修剪指甲、聊天谈心等。老人可观看志愿者表演相声、二胡等；部分老人还可在护理人员的陪同下跟随志愿者看电影或到公园游玩；医养结合部还会定期组织共青团到老年公寓开展活动，提升单位职工的社会责任感和服务意识。

再次，社区卫生服务中心的医养结合部将医疗融入养老管理，解决老人就医问题。医养结合部形成专业医师+护士的团队，坚持每天安排2~3名全科医师查房两次，24小时值班，护理团队还为老人提供生活护理服务。对于肢体有缺陷的老人，制定不同的康复方案。患有慢性病老人的药品可通过门诊药房取药，也可让家属开药后放于病房，护士会每天叮嘱并照看老人服药。若遇老人病情加重需前往上级医疗机构治疗时，可通过医院建立的"老年人绿色通道"向上转诊到嘉陵医院、重庆大学附属肿瘤医院等医疗机构进行治疗，病情好转后再转回卫生服务中心疗养。畅通就医通道为老人提供预约诊疗、健康评估、双向转诊、远程会诊等服务，增强老人安全感和获得感。社区卫生服务中心与陆军军医大学第一附属医院签约建立全科住院医师规范化培训基地，每隔半月选派教授坐诊、教学查房。此外，社区卫生服务中心开展老年人慢性病管理，医养结合部为全部入住的老人建立健康档案，每月开展高血压、糖尿病、心脑血管病及其他老年常见病专题知识讲座。目前，医养结合部的收费标准为：生活完全自理的老人每月 3 000 元起，生活半失能的老人每月 3 500 元起，生活不能自理的老人每月 4 000 元起。

服务模式的建立需要来自多方面的驱动力，井口社区卫生服务中心医养结合部根据自身实际，形成了"基本医疗＋公共卫生＋托老服务"的有"医中设养"的医养特色。

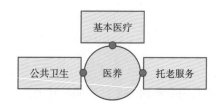

图 7　基层医疗机构"医中设养"综合照料平台

3. 不同级别医疗机构"医中设养"机构养老服务模式比较

"医中设养"型医养结合方式是在医疗机构下设养老机构或医疗机构转型为医养结合型机构，通过对部分社区卫生服务中心或医院进行结构和功能调整，整合医疗资源，在医疗机构内设置养老床位或病区，促进其转型为老年康复院、老年护理院等"医养结合"型服务机构或是有条件的医疗机构下设养老机构。重庆医科大学附属第一医院青杠老年护养中心和重庆市沙坪坝区井口卫生服务中心均属于典型的"医中设养"型新型养老服务模式，在实践中取得显著成效。但由于创办的医疗机构级别不同，二者在实践上也有一些差异。

从外部支撑看，制度推动"医中有养"整体良性发展。中共中央、国务院印发《国家积极应对人口老龄化中长期规划》指出，深化医养结合，打造高质量的健康服务体系，完善健康教育、预防保健、疾病诊治、康复护理、长期照护等连续的健康养老服务。在国家政策的引领下，重庆市建立的以居家养老为基础，以社区养老为依托，以机构养老为支撑的健康养老格局，推进了医疗与养老的融合，确保人人享有基本健康养老服务。公立医院和社区卫生服务中心建设养老机构和增设老年科能有效整合资源，为老年人提供"医+养"服务。青杠护养中心建立了"养老区—慢性康复区—重医附一院本部养老区"的内部循环转运机制，根据老年人的身体状况进行区域调整，实现内部转运无缝连接，为老年人生命安全提供有效保障。沙坪坝区井口社区卫生服务中心专业的医护团队提供全面的"医、护、养"一体化健康养老服务，缓解老人病情，提高老人生活质量。医养服务具有较强的正外部性，医养结合养老机构通过对老年人的医养服务抚慰了老人，提高了老年群体的生活质量，有利于整个社会的文明进步。2014年重庆市人民政府《关于加快推进养老服务业发展的意见》中明确提出，各区县人民政府要将养老服务体系建设经费列入年度财政预算，加大政府对养老机构的财政投入。重庆公立机构开展医养结合服务的资金主要为政府投入的民生工程，为了全面提升老年人生活质量，让更多人老有所养、老有所乐、老有所为，满足多层次、多样化的需求。就老年人对养老服务的需求来说，生理需求主要表现为老年人在吃饭、穿衣、居住条件等方面的需要；安全需求表现为老年人对健康长寿、希望病有所医、晚年身心完好发展的期望；社交需求表现为老年人在晚年需要家人、朋友和他人的关心与陪伴，有良好的社会关系、减少自身孤独感和寂寞感；尊重需求表现为老年人依然需要得到他人和社会的尊敬与关注；自我实现的需求表现为老年人希望参加各种文体活动和公益事业，发挥自己的特长，得到他人的认可，实现自己的人生价值。青杠老年护养中心和井口社区卫生服务中心医养结合部在运营中健全服务模式，不断完善"养、防、治、护、安"（即基本养老、预防保健、疾病诊治、康复护理、安宁疗护）五位一体的医养结合服务，满足入住老人健康养老服务需求。

从内在差异看，"医中设养"机构养老服务满足了老人多层次、多样化的需求。服务需求的差异性是因为老年人养老需求的不同选择偏好而产生的。医养服务消费需求的层次性是指不同的消费或同一消费者在不同条件下，具有消费不同等级医养服务的消费需求。差异性和层次性需求是建立在消费需求多样性和个人消费偏好的基础上，也是建立在个人成本与收益比较的基础上。因此，重庆不同级别医疗机构"医中设养"机构养老服务的定位有一定的差异性，以满足老人医养服务需求的层次性。重庆医科大学附属第一医院青杠老年护养中心提供的是"全方位医养服务"。青杠老年护养中心依托重庆医科大学附属第一医院提供的优质医疗资源建立，养护中心规模大，有院本部医疗专家团队，能够对老年人的多种疾病进行治疗，并为老年人提供全面健康咨询和健康管理服务。有专业的护士团队为老人建立健康档案，并全过程照护。有专门的康复科、康复室提供全方位的康复服务。在养生服务方面，养老机构不仅开展养生讲座为老人讲解中医养生理论，还设立中医科、针灸室、熏蒸治疗室等开展特色保健项目，机构还配有营养师和心理师关注老人身体和心理的健康，避免老人营养不良、慢性病和心理疾病。重庆市沙坪坝区井口社区卫生服务中心的医养结合部是依托基层社区卫生服务中心内设的老年科，从基层医疗卫生机构的服务定位和本身拥有的医养资源来说，中心医养结合部提供的是"基本医养服务"，相对于青杠老年护养中心，开展的医养服务范围较小，但通过有效的医疗和养老资源整合，也能很好地满足老人基本的医养服务需求。这种不同级别医疗机构"医中设养"机构养老服务的不同定位恰好满足了老人医养服务需求的层次性。如果老人本身照护需求高或追求较高水平的养老服务，关注医疗和养老服务的品质化和专业化，可选择"全方位医养服务"；如果老人主要的诉求为能得到及时的医疗救治和部分养护需求，则可选择"基本医养服务"。二者都能很好实现老有所医和老有所养的目标。

三、评析和展望

就重庆市总体来说，进行医养结合新型养老服务实践探索的时间不算长，在此过程中既迎来了重要的政策历史机遇，也伴随着社会经济发展的挑战。诸如家庭小型化趋势与人口老龄化趋势叠加，失能和半失能老年人数增加，医养结合服务机构专业人员缺乏等问题。为了解决上述问题，更好地推进"医中有养"机构养老服务发展，现提出以下建议：

一是全面落地稳步推进长期护理险政策。重庆市根据《人力资源社会保障部办公厅关于开展长期护理保险制度试点的指导意见》（人社厅发〔2016〕80号）精神，结合重庆市实际，2017年制定了《重庆市长期护理保险制度试点意见》（渝人社发〔2017〕280号）确定了"先职工、后居民，先试点、后推开"的原则。根据申请，重庆市第一批试点区域为大渡口区、巴南区、垫江县、石柱县，截至2021年年底，这四个试点区县已经有75万人参保，逐步满足了失能人员需求。自2022年1月1日起，重庆市将长期护理保险制度试点范围扩大至全市所有区县参加职工医保的人员，届时将惠及约800万名职工医保参保人员。长期护理保险制度在实践过程中，还有很长的路要走。目前的长期护理保险只覆盖了职工医保的参保人员，居民医保的参保人员尚未纳入。在实践中，有些失能老人及家庭，往往是非职工医保参保人员，因此，建议下一步工作除继续稳妥推进长期护理保险制度在职工医保参保人群中全面落地，落实保险补偿，也要探索适时将居民医保参保人员纳入长期护理保险制度范畴。同时，建议建立多层次的长期护理保险，探索建立以社会型长期护理保险为主，商业型长期护理保险为辅，融合照护津贴等补充型保险，照护救助兜底的制度体系。

二是多渠道筹措资金，提高医养服务整体水平。从医养服务需求的角度来看，目前的医养服务的整体水平还有提高的空间。应继续优化筹资结构，创新政府支持方式，完善保障方式、保障项目。特别是加大对基层卫生机构的财政支持和政策支持，加大对医养结合专项资金补给。地区发展规划中要充分考虑到医养结合工作，统筹整合资源。

三是加强医养结合服务专业人才队伍建设。由于医养结合工作涉及到"医"和"养"两部分内容，因此对人才的要求高。专业的医疗护理人员也需要"养"的理念；专业的养护人员也应具备基本的"医"的知识储备。因此，可以探索以继续教育等方式，对现有的专业人员进行必要的专项培训，也可以探索医养结合专业人才的医养机构与高校联合培养的方式、措施，例如定向培养、定向就业等。

医养结合，"医"和"养"需要更深层次的结合，更高效地协调调度医疗资源，为老人们提供高质量的医养服务，在创造机构经济价值的同时，提升社会价值。为打造安心的居民生活环境、促进安定的社会环境发展做出贡献。

四、政策梳理

● 2013 年 9 月　国务院印发《关于加快发展养老服务业的若干意见》

积极推进医疗卫生与养老服务相结合，针对医养结合明确了探索医疗和养老融合发展的新模式；针对"推进医疗机构与养老机构等加强合作"提出应在养老服务中充分融入健康理念，加强医疗机构和养老机构间的业务协作，建立健全医疗机构与养老机构之间的业务协作机制。

● 2015 年 3 月　国务院办公厅印发《全国医疗卫生服务体系规划纲要（2015—2020 年）》

明确"医养结合"的概念，对推进医疗机构与养老机构的合作、发展社区健康养老服务方面提出了要求。

● 2015 年 4 月　国务院办公厅发布《中医药健康服务发展规划（2015—2020 年）》

积极发展中医药健康养老服务，推动中医医院参与养老服务及养生保健、医疗、康复、护理服务，并开展中医药健康养老服务试点项目。

● 2015 年 11 月　国务院办公厅转发国家卫生计生委等 8 个部门联合发布的《关于推进医疗卫生与养老服务相结合的指导意见》

首次明确提出了"医养结合机构"的概念，鼓励地方因地制宜，采取多种形式实现医疗卫生和养老服务融合发展。

● 2016 年 5 月　国家卫生计生委办公厅和民政部办公厅联合发布《关于遴选国家级医养结合试点单位的通知》

启动国家级医养结合试点工作，通过遴选试点城市（区），探索建立符合国情的医养结合服务模式。

● 2016 年 12 月　国务院印发《"十三五"卫生与健康规划》

推动医疗卫生与养老服务融合发展，进一步明确医养结合工作中的任务和负责单位。

● 2017 年 3 月　国家卫生计生委等 13 个部门联合印发了《"十三五"健

康老龄化规划》，国务院印发《关于落实＜政府工作报告＞重点工作部门分工的意见》

推动服务业模式创新和跨界融合，发展医养结合等新兴消费。

● 2017 年 5 月　国务院办公厅印发《关于支持社会力量提供多层次多样化医疗服务的意见》

推动发展多业态融合服务，促进医疗与养老融合，支持兴办医养结合机构。

● 2017 年 6 月　国务院办公厅印发《国民营养计划（2017—2030 年）》

指导医养结合机构和养老机构营养配餐，推动多部门协作机制，实现营养工作与医养结合服务内容的有效衔接。

● 2018 年 1 月　财政部、民政部、人力资源社会保障部联合发布《关于运用政府和社会资本合作模式支持养老服务业发展的实施意见》

鼓励养老机构与医疗卫生机构、健康服务机构开展合作，支持打造"以健康管理为基础、以养老服务为核心、以医疗服务为支撑"的全生命周期养老服务链，兴建一批养老为主题，附加康养、体育健身、医疗、教育、文化娱乐、互联网等现代服务业的"养老＋"综合新业态。

● 2018 年 3 月　国务院发布《2018 年政府工作报告》

进一步明确医养结合的目标和任务。同时报告指出"推进医养结合，提高养老院服务质量"，标志着我国已进入医养结合发展快车道。

● **2019 年 4 月　国务院办公厅印发《关于推进养老服务发展的意见》**

促进现有医疗卫生机构和养老机构合作，鼓励医护人员到医养结合机构执业，并在职称评定等方面享受同等待遇。

● **2019 年 10 月　国家卫生健康委联合 12 部门印发《关于深入推进医养结合发展的若干意见》**

在政府层面，强调通过政策手段、财政手段等提高对医养结合改革的扶持力度，确保政策落实。

● **2021 年 3 月　十三届全国人大四次会议通过《中华人民共和国国民经济和社会发展第十四个五年规划和 2035 年远景目标纲要》**

实施积极应对人口老龄化国家战略，构建居家社区机构相协调、医养康养相结合的养老服务体系。

● **2021 年 11 月　中共中央、国务院印发《关于加强新时代老龄工作的意见》**

鼓励医疗卫生机构与养老机构开展协议合作，进一步整合优化基层医疗卫生和养老资源，支持医疗资源丰富地区的二级及以下医疗机构转型。

● **2022 年 2 月　国务院印发《"十四五"国家老龄事业发展和养老服务体系规划》**

推动社区卫生服务中心与社区养老服务机构、乡镇卫生院与特困人员供养服务设施（敬老院）、村卫生室与农村幸福院毗邻建设，采取多种有效方式实现资源整合、服务衔接。

五、结束语

我国人口老龄化程度日益加深，失能、半失能老年人数不断增加，家庭结构小型化趋势带来家庭照顾困境，使社会对医疗康复和养老服务的双重需求日益显现。医养结合，势在必行且任重道远。它是服务，更是新时代的"老吾老以及人之老"。重庆医科大学附属第一医院青杠护养中心和重庆市沙坪坝区井口社区卫生服务中心医养结合部的"医中设养"医养结合机构养老服务模式是我国众多在实践中探索建设完善与我国人口老龄化进程相适应的养老服务体系中的代表。随着"医中设养"等新模式的实践深入，将不断促进养老服务行业的健康有序发展，切实打通健康养老的"最后一公里"。

重庆医科大学　邓晶　陈艾玲

说明：本案例来源于 2022 年度重庆市教委人文社会科学类研究规划项目（重点项目）《重庆市老年人相对贫困识别与治理长效机制研究》（22SKGH051）。

完善我国参与国际重特大突发公共卫生事件应对的紧急援外工作机制，加强同"一带一路"建设沿线国家卫生与健康领域的合作。

长期以来，我国在履行国际义务、参与全球健康治理方面取得重要进展，全面展示了我国国际人道主义和负责任大国形象，国际社会也给予广泛好评。我们要积极参与健康相关领域国际标准、规范等的研究和谈判，完善我国参与国际重特大突发公共卫生事件应对的紧急援外工作机制，加强同"一带一路"建设沿线国家卫生与健康领域的合作。

摘自人民网北京 2016 年 8 月 20 日电：《把人民健康放在优先发展战略地位 努力全方位全周期保障人民健康》

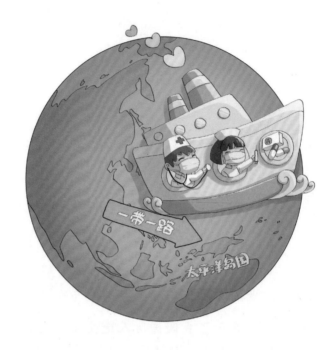

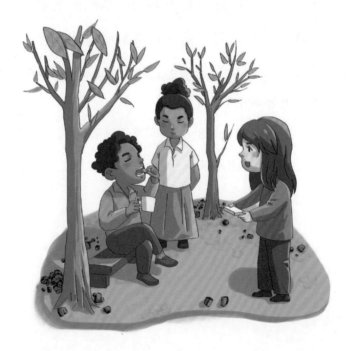

友谊是沙漠中的水渠

——中国对巴布亚新几内亚的卫生援助

一、导读

新中国成立 70 多年来，中国一直秉持国际主义和人道主义精神，始终关注和支持其他发展中国家谋求卫生健康事业的发展，在促进国内外卫生健康改革与发展、推动全球健康共同发展方面取得明显成效。特别是党的十八大以来，习近平总书记从全球视角思考责任担当，提出构建"人类命运共同体"、共建"一带一路"等新思想、新倡议，在一系列重大国际场合宣布务实合作举措，为破解全球发展难题、推动落实联合国 2030 年可持续发展议程提出中国方案、贡献中国智慧、注入中国力量。

2016 年 6 月 22 日，国家主席习近平在乌兹别克斯坦最高会议立法院发表演讲时强调"携手打造绿色、健康、智力、和平的丝绸之路"，正式把健康作为"一带一路"重要组成部分，为"一带一路"开辟了新的合作领域和空间。2016 年 8 月 19 日，习近平总书记在全国卫生与健康大会上指出："长期以来，我国在履行国际义务、参与全球健康治理方面取得重要进展，全面展示了我国国际人道主义和负责任大国形象，国际社会也给予广泛好评。我们要积极参与健康相关领域国际标准、规范等的研究和谈判，完善我国参与国际重特大突发公共卫生事件应对的紧急援外工作机制，加强同'一带一路'建设沿线国家卫生与健康领域的合作"。目前，"健康丝绸之路"已经初步形成了以多双边为基础，服务六大经济走廊和沿线支点国家的卫生合作战略布局，政府主导、上下联动、多方参与的合作机制不断完善，并且在多个领域取得突破性进展。"健康丝绸之路"是"一带一路"倡议的重要组成部分，更是健康中国战略在世界舞台的拓展和深化，使得中国在全球卫生领域的话语权不断提升，为构建"人类命运共同体"作出重大贡献。

太平洋岛国是指位于南太平洋地区，除澳大利亚和新西兰以外所有的大洋洲国家。21 世纪以来，太平洋岛国在全球治理体系中的地位、作用与影响力日益增加。作为中国外交大周边的"六大板块"之一，太平洋岛国已经成为"一带一路"和"人类命运共同体"建设不可或缺的重要组成部分。浩瀚的太平洋是中国同太平洋岛国关系发展的重要纽带。2014 年至今，习近平主席先后在斐济与巴布亚新几内亚同太平洋建交岛国领导人举行了两次会晤，将中太双方提升为相互尊重、共同发展的全面战略伙伴关系，在共建"一带一路"、共同应对全球气候变化、加强在国际事务中的沟通协调以及增加对岛国的经济援助等重大议题上达成了新的共识，开创全方位合作新局面，推动中国同太平洋岛国合作进入新时代。

太平洋岛国陆地面积小、经济发展结构单一、人力资源缺乏，对自然灾害的应对能力弱，卫生健康事业发展严重滞后，国民普遍面临慢性非传染性疾病、传染病和气候变化的"三重疾病负担"，对于国际卫生援助的依赖性很强。中国始终秉持"人类命运共同体"理念，展现大国责任与担当，全方位积极推进中国与太平洋岛国在健康领域的国际合作。2015 年 11 月，原国家卫生计生委发布《关于推进"一带一路"卫生交流合作三年实施方案（2015—2017）》，2018 年 11 月，国家卫生健康委发布《深入推进"一带一路"卫生健康交流合作指导意见（2018—2022）》，围绕"维护卫生安全、促进卫生发展、推动卫生创新"三个主题开展合作交流项目和活动。2017 年 5 月，原国家卫生计生委主任李斌与世界卫生组织总干事陈冯富珍签署《中华人民共和国政府和世界卫生组织关于"一带一路"卫生领域合作的执行计划》，对双方合作提高沿线国家卫生健康水平具有里程碑意义。

中国国际卫生合作在多个领域取得的突破性进展，为中国与太平洋岛国卫生合作带来新机遇。根据《新时代的中国国际发展合作》白皮书，2013年至2018年，中国共向9个太平洋岛国提供援助。卫生援助以援建成套基础卫生设施、捐赠医药及医疗设备和派遣援外医疗队等形式为主。中国协助巴布亚新几内亚进行疟疾防治，分别向萨摩亚、瓦努阿图、密克罗尼西亚、汤加、巴布亚新几内亚等国派遣医疗队，并为岛国举办卫生官员、医院管理及医药研究人员培训班。新冠肺炎疫情全球蔓延后，中国高度关注公共卫生体系薄弱的太平洋岛国，展开了多项卫生应急行动。中国主动同10个建交岛国举行卫生专家视频会，分享疫情防控和诊疗经验，提升岛国疫情防控能力。中国还设立了"中国—太平洋岛国抗疫合作基金"，并先后三次追加注资，捐赠了大量防疫物资。中国对太平洋岛国卫生援助增进了太平洋岛国国民的健康福祉，在推动构建"人类命运共同体"方面取得明显成效。

二、实践——中国对巴布亚新几内亚的卫生援助

巴布亚新几内亚（以下简称"巴新"）地处亚洲和太平洋地区结合部，是太平洋岛国中面积最大、人口最多、经济总量最大、最具发展潜力的国家，也是国土面积仅次于澳大利亚的大洋洲第二大国，在该区域有一定的政治影响力。巴新是世界上较不发达的国家之一，经济社会发展水平落后，电力、交通、教育、医疗等各类基础设施薄弱。受这些因素影响，巴新国民的整体健康水平较低，同时面临着非传染性疾病快速增长和传染性疾病持续流行的双重疾病负担。2015年人类发展指数将巴新列为"人类发展水平较低"的国家，在188个国家

中排名第 158 位。2002 年中国向巴新派遣医疗队，之后双方合作形式与合作领域不断丰富和拓展，目前已经形成了以医疗服务、公共卫生（以抗疟项目为主）和卫生应急为主的援助格局。

1. 巴新卫生健康发展严重滞后是中国对巴新卫生援助的现实基础

巴新国民的整体健康水平较低，母婴健康、传染病等公共卫生问题尤为突出，对国际卫生援助的需求十分强烈。巴新母婴健康水平面临严峻挑战，距离实现健康相关千年发展目标（MDGs）仍有较大差距；结核病、艾滋病和疟疾等重大传染病流行形势仍然严峻。此外，巴新正在经历流行病学转型期，包括心血管疾病、糖尿病、肿瘤在内的慢性非传染性疾病的负担日益增加。

第一，缺乏独立的公共卫生体系。巴新公共卫生职能长期由医疗机构承担，国家层面的决策机构是应对突发公共卫生事件国家紧急行动中心，担负科研教学职能的是中央公共卫生实验室（CPHL）和医学研究所（IMR）。第二，母婴健康水平与联合国千年发展目标仍有相当大差距。巴新孕产妇死亡率（145/10 万，2017 年）、新生儿死亡率（16.2‰，2018 年）在大洋洲地区最高，实现 MDGs 面临严峻挑战。2018 年巴新孕妇接受产前保健的比例为 76.1%，由熟练保健人员接生的比例为 56.4%，导致巴新孕产妇和新生儿大量死亡，特别是农村和偏远地区。第三，主要传染病发病率仍然居高不下的情况下，新冠肺炎疫情防控形势更为严峻。巴新重大传染病持续流行，2019 年结核病发病率为 432/10 万，是世界卫生组织西太平洋区域第二高的国家；成人艾滋病流行率基本保持在 0.8% 水平，卫生系统难以保证艾滋病患者接受终身治疗；2018 年疟疾发病率为 184.5‰，全国人口都面临感染疟疾的风险。同时，截至 2022 年 3 月 25 日，巴新共报告 43 076 例新冠肺炎确诊病例，人群的持续跨境流动、越来越多的群众聚集以及非药物干预措施依从性较差，使得确诊病例急剧增长。第四，非传染性疾病加速成为巴新主要的疾病负担。巴新正在迅速向西方生活方式过渡，吸烟、肥胖、酗酒、不健康的饮食、缺乏运动等因素使得非传染性疾病的负担日益增加，主要包括心血管疾病、糖尿病、慢性肾脏病、慢性呼吸道疾病和肿瘤等。世界卫生组织《非传染性疾病国家概况》显示，2016 年巴新慢性非传染性疾病致死人数约占总死亡人数的 56%，其中最常见的危险因素包括有害使用酒精、缺乏身体活动、盐 / 钠摄入量、烟草使用、高血压和肥胖。

2. 中国对巴新卫生援助领域在实践中不断丰富拓展

2.1　医疗服务援助：助力巴新提升"造血"功能

医疗服务援助，是我国和其他发展中国家之间开展时间最长、涉及国家最多、成效最为显著的合作项目。中国援外医疗队甘于奉献，增进了我国与广大发展中国家民心相通、民意相融，在构建"人类命运共同体"的过程中，传承着"大爱无疆"的人文情怀。

为帮助提升巴新医疗卫生服务水平，保障巴新人民生命健康，重庆市自 2002 年受原国家卫生部委托向巴新派遣第一批援外医疗队以来，已连续 19 年向莫港总院派遣了 11 批 109 名医疗队员，涵盖泌尿外科、心胸外科、妇科、肿瘤科、超声科、推拿针灸、手术室护理等领域。以第九批中国援巴新医疗队为例，根据受援医院的具体情况，采取一般技术和高端技术相结合、医疗服务和医学教育相结合、定期支援和创新项目相结合的方式，向巴新提供多层次、多形式、全方位的医疗服务援助，医疗队任期内临床医疗工作成效显著。一是完成门诊诊疗 6 000 余人次、各类手术 495 台次（含重大手术、危重患者 161 台次）、开展新技术 20 项，创新手术 10 种；麻醉 535 人次，放射检查核磁共振 1 006 例次，CT 1 006 例次，外科手术护理 230 台次。二是培训当地医务人员 3 000 余人次（形式包括病区集体授课、小讲座、教学查房、临床带教等）。三是积极协助短期专家组赴巴新开展国家援外创新项目，顺利完成 8 例微创手术，举办巴新第一次高规格的中—巴新泌尿外科微创论坛。四是积极协助重庆远程医疗考察代表团，顺利完成对巴新莫港总医院的调研工作。五是组织开展巴新偏远地区义诊3次，服务当地病人及中资企业职工1 500余人次。医疗队员依靠自身娴熟的技术和扎实的理论，为提高当地医疗技术水平，缓解卫生人力资源困境做出了积极贡献，得到了巴新社会各界的广泛认可和高度评价。

2017年7月5日，正在莫港总医院工作的第八批援巴新医疗队队员、神经外科专家黄警锐收到该院新生儿病房医生会诊请求：一名女婴在出生时发现头枕部长有巨大囊肿，出生一个星期内囊肿迅速长大并发生破裂，溢出大量脑脊液，急需神经外科医生救治。黄警锐随即带着他领导的神经外科医生组赴新生儿病房会诊，发现女婴头枕部巨大囊肿约为20 cm×20 cm，初步诊断为先天性脑膜脑膨出。黄警锐带领团队精心设计手术方案和突发情况处理预案，用不到1个小时的时间顺利完成手术，术后第二天患儿情况良好，生命体征平稳。但术后1周，患儿因为营养跟不上、护理不到位等情况，手术切口出现破溃，并发脑脊液漏，情况不容乐观。黄警锐敏锐地认识到，如不及时干预，患儿极有可能因颅内感染死亡。于是在接下来的一个多月时间里，黄警锐每天都会在繁重的工作中抽出时间专门到新生儿特护病房查看患儿情况，亲自清洗伤口、更换敷料、增加婴儿营养供给。特护病房的医护人员和患儿母亲还从没见过哪位顾问级别的医生对病人如此关心，都觉得不可思议。黄警锐告诉他们，在中国有句古话"医者父母心"，就是说医生是一个极具爱心的职业，对待病人要像父母对待子女那样关心爱护。大家禁不住纷纷竖起大拇指，说："Great China！"经过一个多月的不懈努力，患儿顺利康复，终于达到出院标准。为让孩子永远铭记是中国医生给予她第二次生命，孩子母亲Lucy Solomon恳请黄警锐为孩子起名。经过一番思索，黄警锐给孩子取了一个美丽而富有意义的名字——Mulan（木兰），他说："木兰是中国古代的一位女英雄，她替父从军反抗侵略者，最后成为了一名将军。在中国文化中，木兰是勇敢与力量的象征。我希望小家伙能像木兰一样勇敢，战胜疾病！"巴新发行量最大的两家全国性报纸《国民报》《信使邮报》均于 8 月 25 日刊文详细报道了中国医疗队员和小木兰的动人故事，赞扬了中国医疗队长期以来为巴新人民健康福祉做出的杰出贡献，在当地引起强烈反响（图 1）。

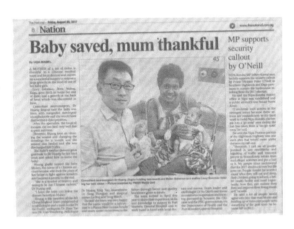

图 1　巴布亚新几内亚《国民报》刊文赞扬中国医疗队

此外，重庆市卫生健康委还承担了国家卫生健康委批准的"重医附一院对口援建巴新莫港总医院建设微创外科治疗中心援外创新项目"。随着第一、二批泌尿外科设备的到来，援巴新医疗队泌尿外科专家开展了多项泌尿外科微创手术新技术，同时着力推进微创基本理论和基本技术的培训。泌尿外科专家多次举办院内培训讲座，内容包括肾癌、膀胱癌、前列腺癌、前列腺增生的规范化诊疗及微创治疗进展，规范泌尿外科疾病的诊疗流程，着力培养当地医生。在专家们的指导下，受援医院专职泌尿外科顾问医生已能独立开展等离子前列腺电切和常规输尿管结石气压弹道碎石术等微创手术。目前，该院微创外科中心已基本建成，具备开展所有常规泌尿外科微创手术能力和水平。另外，援巴新医疗队为中国驻巴新外交人员提供长期医疗保健服务，为中资企业和华人华侨提供医疗服务，开展健康教育活动等。并且全程参与2018 APEC高访保健工作，协助和平方舟号大型义诊活动。

2014 年 9 月，中国海军和平方舟医院船抵达巴新莫尔兹比港，开展为期 8

天的人道主义医疗服务。和平方舟在巴新期间，共诊治 4 591 人次，其中，医院船主平台诊治 3 728 人次，出诊医疗队诊治 863 人次。医院船共收治住院患者 27 人次，实施手术 47 例，开展 CT、DR、心电图、超声等辅助检查 2 391 人次。由于巴新主码头泊位紧张，医院船还 2 次离码头赴锚地停泊，派小艇转运病人，2 天内共出动小艇 38 艘次，转运病人 1 208 人次。2018 年 7 月，中国海军和平方舟医院船时隔 4 年再次到访巴新，开始对巴新进行为期 8 天的友好访问，继续提供人道主义医疗服务。访问期间，和平方舟全天候开展诊疗服务、满负荷高效运转，在主平台医治众多患者的同时，派出多支医疗分队赴当地医院提供医疗、防疫、设备维修等服务，累计诊疗 6 209 人次，完成 CT、DR、B 超、心电图等辅助检查 2 042 人次，手术 36 例，接收住院患者 36 人，并且首次与巴新举行联合应急医学救援演练。和平方舟为当地民众提供的免费诊疗服务，为增进两国友谊作出了新贡献。

2.2 疟疾防控合作项目：加强巴新公共卫生体系建设

近几十年，中国在疟疾防控领域取得了举世瞩目的成就，也积累了宝贵和丰富的疟疾防控经验。与此同时，中国在非洲国家科摩罗实施的复方青蒿素快速清除疟疾项目获得成功，为援助巴新抗疟"战疫"提供了经验借鉴。

（1）中—澳—巴新三方合作疟疾防控试点项目。

中国与澳大利亚及巴新在卫生领域合作成果丰硕，为三方共同开展疟疾合作打下了坚实基础。2016 年，中—澳—巴新三方合作疟疾防控试点项目在巴新首都莫尔兹比港正式启动。该项目主要有两个目标：通过改善中央公共卫生实验室的服务水平和疟疾诊断能力，加强巴新疟疾实验室检测能力；通过协助医学研究所，提升巴新疟疾相关应用研究能力。项目由澳方提供资金支持、中方提供人员和技术支持，在巴新实施疟疾防控试点。项目指导委员会是该项目的最高管理机构，负责确定项目方向、审议项目年度计划、工作进展及重要事项，委员会成员包括中国国家卫生健康委和商务部、澳大利亚外交和贸易部以及巴新卫生与艾滋病防控部的代表。截至 2018 年 5 月，项目已培训 300 余名医务人员、实验室人员和科研人员，探索形成了全球疟疾防控三方合作的新模式（图 2）。

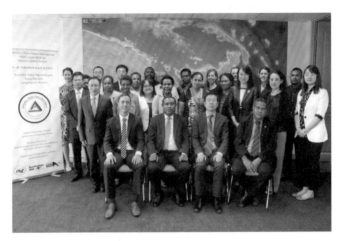

图 2　2019 年 4 月 1 日，中国、澳大利亚和巴新政府代表
在莫尔兹比港商讨疟疾防控三方合作项目

（2）巴新复方青蒿素清除疟疾示范项目。

2017 年 10 月，广东新南方集团受深圳市卫计委（现深圳市卫健委）委托，启动了"中国深圳—巴布亚新几内亚疟疾防治中心建设暨复方青蒿素清除疟疾示范项目"，该示范项目实施地点为基里维纳岛，广州中医药大学主要为该项目提供技术支持。项目实施后的第 4 个月，基里维纳岛人群疟疾平均感染率下降为 0.09‰（4/44 097），恶性疟疾感染率下降至 0.02‰（1/44 097），降幅超过 95%，并且实现了疟疾零死亡。基里维纳岛三轮全民服药不良反应发生率仅为 0.94%。该项目帮助当地 45 000 多名居民从根本上摆脱了疟疾千百年来的困扰，在"巴新"书写了一段"青蒿救人"的中巴友谊故事。

项目实施过程中最主要的一步，也是最关键的一步就是送药到户、看药到口（图 3）。中国抗疟团队克服重重困难，在 3 个月内完成了基线调查，培训、组织起由驻村发药员、地区协调员和全岛监督员组成的三级抗疟系统，覆盖了全岛 92 个村落 4.5 万人，培训卫生中心技术人员和抗疟员 300 余人，开展了民众防疟知识为主的健康教育，组建和培养了一支当地疟疾防治队伍，为加快巴新消除疟疾进程提供了良好的示范。

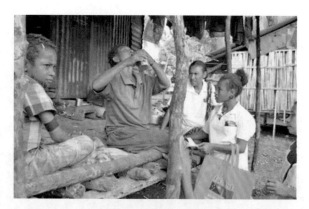

图 3　广东青蒿抗疟医疗队和当地志愿者一起
到基里维纳群岛为当地居民送药

2018年6月和2019年1月，广州中医药大学承担了广东省政府下达的中国—巴新疟疾防治中心（图4）和国家中医药管理局下达的中国—巴新中医药中心的建设任务。目前中国—巴新疟疾防治中心和中国—巴新中医药中心运作良好。已经建成疟疾质量控制参比实验室、蚊媒研究实验室、原虫实验室以及分子生物实验室；开展了当地疟疾防治技术人员的培训工作，已培训当地中高层疟疾防治人员100余人次，持续开展疟疾和登革热病例的诊断治疗工作。通过系列疟疾防治举措，加强了基里维纳岛抗疟卫生能力体系建设，在当地跨出意义重大的第一步。中国—巴新疟疾防治中心将以点带面，先将青蒿素抗疟的示范区扩大到米尔恩湾全省，继而推广至巴新全国，用中国的医疗方案，引领巴新进入清除疟疾的"快车道"。

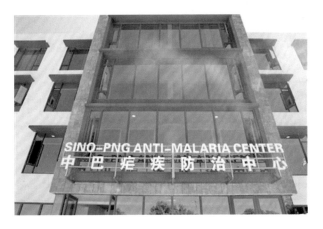

图 4　广东新南方集团和广州中医药大学在巴布亚新几内亚
莫尔兹比港建立的中巴疟疾防治中心

2.3　卫生应急援助：提高巴新突发公共卫生事件处置能力

面对新冠肺炎疫情全球大流行，中国积极推进与巴新在卫生应急领域的交流合作，为巴新抗击新冠肺炎疫情提供力所能及的支持和帮助。中国及时同包括巴新在内的建交太平洋岛国就新冠肺炎疫情举行卫生专家视频会议，深入交流防控经验、分享研究数据、共享诊疗方案。与此同时，中国还向巴新援助各类医疗物资，其中包括由中国政府、广东省、福建省政府以及华人华侨和中资企业捐赠的 11 吨防护用品，同时使用"中国—太平洋岛国抗疫合作基金"向巴新政府提供三笔捐款。充分体现了中国各级政府、各界人士对巴新抗击疫情的关心和支持。

2021 年 2 月，中国国务委员兼外交部部长王毅同巴新代理外长帕伊塔通电话时宣布，将向巴新援助 20 万剂新冠疫苗，助力巴新战胜疫情。5 月 7 日，由中国医药集团北京生物制品研究所研发的新冠灭活疫苗正式通过世卫组织紧急使用认证，有助于国产疫苗大批量进入巴新，加快推进该国新冠疫苗接种的进程。

三、评析和展望

1. 中国对巴新卫生援助是构建"人类卫生健康共同体"的生动实践

　　"构建人类卫生健康共同体"是新时代中国开展全球卫生治理合作的基本理念。2020 年 3 月，习近平主席向法国总统马克龙致电慰问，表示愿同法方共同推进新冠肺炎疫情防控国际合作，提出要共同打造"人类卫生健康共同体"。习近平主席提出的"人类卫生健康共同体"充分展现了中国对全世界各国人民平等的生命健康权等基本人权的尊重。中国政府不仅大力实施"健康中国"战略，维护本国公民的生命健康权，而且尊重世界人民享有的平等生命健康权，积极落实联合国 2030 年可持续发展议程，将卫生领域合作列入"一带一路"建设的重要内容。开展国际卫生合作时，不干预其他国家探索符合国情的发展道路，不附加任何政治条件，充分尊重其他发展中国家的意见，通过友好协商确定合作项目。在推动和完善全球公共卫生治理中展现了人类伦理之善，在努力增进各国民众健康福祉中促进了民心相通。

　　中国对巴新卫生援助历史悠久，合作形式与领域也在不断丰富和拓展。在此过程中，中国的卫生援助在提升巴新医疗质量和服务水平、加快消除疟疾进程和抗击新冠肺炎疫情方面发挥了重要作用，增进了巴新民众的健康福祉，是构建"人类卫生健康共同体"的生动实践。其中，援外医疗队是中国对巴新卫生援助工作中的一块"金字招牌"。一代又一代援外医疗队队员以精湛的医术和根深的友谊促进了巴新医疗卫生事业发展和人民健康水平提高，充分发挥了"民间外交大使"的作用，塑造了良好的国际形象，增强了国家的软实力。自新冠肺炎疫情发生以来，中国尽己所能向巴新提供防疫物资，以实际行动引领惠及全人类、加快高效可持续的全球公共卫生体系建设，为全球卫生治理体系变革提供方向指引。

"健康丝绸之路"为改善全球卫生治理与促进人类健康福祉提供了平台。中国在引领"一带一路"卫生合作中所取得的建设性成就将有利于减少全球卫生治理的赤字，也会促进中国卫生治理"智慧"和"方案"在国际社会实现更加广泛的对接。近几年，中国与巴新在现有经贸、农渔业、海洋、能源资源等领域合作基础上，着力深化医疗卫生合作，涵盖传染病防控、医疗援助、卫生应急等多个领域，并且取得了突破性和示范性成果，为"一带一路"的持续推进奠定了坚实的民意基础。在大洋洲地区乃至世界范围内形成了卫生合作示范引领效应，推动中国与其他发展中国家卫生健康事业共同发展。

2. 中国对巴新卫生援助展望：提升卫生合作能力和水平

中国对巴新卫生援助在工作实践中取得了显著成效。站在新时代的历史方位，建立健全监督评估机制、加强疾病控制和健康促进合作、多领域支持巴新卫生系统建设、加强对民间社会组织的政策引领、加大全球卫生人才培养，从而推动国际卫生合作高质量发展，是未来中国对巴新卫生援助的优化路径。

一是建立健全监督评估机制，提升卫生援助效益。建立健全统筹协调、分工明确、各司其职、权责一致的监督管理机制，通过日常监督、专项监督等方式，加强重点环节监管，提升援外卫生项目管理实施水平。建立系统完善、公正独立的援外卫生项目评估机制，制定科学规范、完整有效的评估标准，开展综合评估和专项评估，加强评估结果应用。根据自身国情，借鉴国际经验，修订和完善对外卫生援助统计指标体系，建立和运行现代化的援外统计信息系统。

二是加强疾病控制和健康促进合作，多领域支持巴新卫生系统建设。中国可以结合自身相对优势，在人口、母婴健康、传染病和非传染病等领域加强与巴新的疾病控制和健康促进合作。从 WHO 卫生系统模块框架来看，巴新的卫生系统已初具雏形，但是现有数据指标表明其卫生系统存在诸多缺陷。中国可以在自身能力范围内，多领域、多角度支持巴新卫生系统建设。例如，发挥援外医疗队临床带教作用，提升巴新医疗卫生服务水平；以巴新需求为导向加强人力资源合作；通过医药企业"走出去"和传统医药合作提升巴新药品供应能力。

三是加强对民间社会组织的政策引领，丰富对外卫生援助的参与主体。首先，鼓励国内民间社会组织发挥资金优势，共同支持中国对巴新卫生援助项目的持续推进。需要完善民间社会组织对外援助的法律、法规和政策保障，对卫生援助方式、途径、管理体制、资金运作与人员管理等作出明确规定。其次，建议对从事卫生援外工作的民间社会组织的工作人员在海外工作获得的薪酬免征收个人所得税，减少双重征税，鼓励更多的民间社会组织投身对外卫生援助工作。最后，探索建立公私伙伴关系，可以采取政府和民间社会组织共同出资的模式设立公益基金，对外以民间社会组织的形式开展工作，而政府可作为监督机构，确保资金合理有效地使用。

四是加大全球卫生人才队伍的建设与培养。加大对全球卫生人才的储备，在卫生、外交、管理等多个领域培养具备过硬业务本领和丰富实践经验的优秀人才，为我国卫生援助提供强大、优秀的后备力量。一方面，可以推进国内高校全球卫生的学科建设，依托高校建立全球卫生研究机构；另一方面，参与国际组织工作、培养公共卫生国际职员，均是培养全球卫生人才的重要手段。我国需要培养出更多的在国际舞台上发挥引领作用的全球卫生人才，提升其在跨文化背景下参与多边卫生援助的管理、谈判和语言的能力。

四、政策梳理

● 2015 年 1 月　国务院印发《关于进一步加强新时期爱国卫生工作的意见》

开展国际交流与合作，学习借鉴健康管理、健康促进等方面的先进理念和技术。

● 2015 年 11 月　国家卫生计生委印发《关于推进"一带一路"卫生交流合作三年实施方案（2015—2017）》

明确我国同沿线国家卫生领域交流与合作的总体思路、战略目标、合作原则、重点合作领域以及重点项目和活动。

● 2016 年 10 月　中共中央、国务院印发《"健康中国 2030"规划纲要》

实施中国全球卫生战略，全方位积极推进人口健康领域的国际合作。以双边合作机制为基础，创新合作模式，加强人文交流，促进我国和"一带一路"沿线国家卫生合作。加强南南合作，落实中非公共卫生合作计划，继续向发展中国家派遣医疗队员，重点加强包括妇幼保健在内的医疗援助，重点支持疾病预防控制体系建设。加强中医药国际交流与合作。充分利用国家高层战略对话机制，将卫生纳入大国外交议程。积极参与全球卫生治理，在相关国际标准、规范、指南等的研究、谈判与制定中发挥影响，提升健康领域国际影响力和制度性话语权。

● 2017 年 1 月　国务院印发《 "十三五"深化医药卫生体制改革规划》

强化国际合作。制订实施中国全球卫生战略，结合"一带一路"建设，建立完善国际交流合作机制，加强多双边交流合作，深入参与全球卫生治理，交流借鉴改革发展有益经验。

● 2017 年 1 月　国务院印发《 "十三五"卫生与健康规划》

做好国际交流合作。制订中国全球卫生战略，实施适应不同国家、地区和组织特点的多层次、多渠道合作策略，提升我国在全球卫生外交中的影响力和国际话语权。积极推进"一带一路"建设中的卫生交流与合作。加强 2030 年可持续发展议程、全球卫生、医药卫生科研、人口与发展等领域的合作，引进卫生计生改革与发展所需的智力、技术等资源。创新工作模式，继续加强卫生援外工作。推进全球卫生人才培养和队伍建设。深化与港澳台地区的医疗卫生合作交流。推进南南合作。推动医疗设备和药品"走出去"。

● 2020 年 10 月　中国共产党第十九届中央委员会第五次会议通过《中共中央关于制定国民经济和社会发展第十四个五年规划和二〇三五年远景目标的建议》

积极参与重大传染病防控国际合作，推动构建人类卫生健康共同体。

● 2020 年 11 月　国务院印发《关于深入开展爱国卫生运动的意见》

积极参与全球卫生治理，围绕全球公共卫生面临的问题和挑战，开展多层面国际交流合作，推动构建人类卫生健康共同体。

五、结束语

随着公共卫生问题全球化，尤其是新冠肺炎大流行以来，世界百年未有之大变局加速演变，更加严峻的形势对全球卫生治理提出新挑战。2021年5月21日，习近平主席在全球健康峰会上宣布了继续支持全球团结抗疫的五项举措，"让我们携手并肩，坚定不移推进抗疫国际合作，共同推动构建人类卫生健康共同体，共同守护人类健康美好未来！"随着未来国际秩序逐步恢复稳定，中国不仅需要加强与国际社会在应对重大突发传染病方面的国际合作，而且需要从国家层面和长期目标出发，做好顶层设计，确定自身在全球卫生事务中的角色定位，推动对外卫生援助转型升级，为促进巴新乃至全球健康发展作出贡献，从而提升中国在全球卫生治理中的国际地位。

重庆医科大学 蒋祎 李浩

说明：本案例来源于国家社会科学基金西部项目《基于中国经验传播的"一带一路"国家母婴健康促进合作策略研究》（18XGJ016）。

参考文献

［1］徐汉明．"习近平公共卫生与健康治理理论"的核心要义及时代价值［J］．法学，2020(9): 100–116.

［2］国务院深化医药卫生体制改革领导小组关于印发深化医药卫生体制改革典型案例的通知［EB/OL］.（2016–12–21）［2022–06–14］. http://www.nhc.gov.cn/tigs/s3577/201612/1d1043b61a164d5e88420409778ec919.shtml.

［3］人民网．非基本医疗领域也须政府有所为［EB/OL］.（2016–09–18）［2022–06–14］. http://health.people.com.cn/n1/2016/0918/c399510–28719819.html.

［4］光明网．施小明委员：加快推进建立健康影响评估制度［EB/OL］.（2021–03–09）［2022–06–14］. https://theory.gmw.cn/2021–03–09/content_34671336.htm.

［5］刘同舫．积极打造人类卫生健康共同体［N］.人民日报，2020 年 4月 14 日.

［6］曾向红，罗金．共建"人类卫生健康共同体"：中国卫生外交的新倡议［J］.教学与研究，2021(12): 77–87.

［7］郑振佺，王宏．健康教育学（案例版）［M］. 2 版，北京：科学出版社，2016：195.

［8］吕姿之，高源．艾滋病 / 性病 / 安全性行为同伴教育项目评价设计［J］.中国健康教育，1999，15(11)：5–8.

［9］端木宏谨，李亮．儿童结核病的流行概况及防治要点［J］.中华医学杂志，2004, 84(20)：1675–1677.

［10］王宏．学校预防结核病同伴教育项目设计［J］.医学教育探索，2008, 7(8)：795–797.

［11］崔富强，庄辉．中国建国以来防控病毒性肝炎工作进展［J］.中华肝脏病杂志，2021, 29(8): 725–731.

［12］李婷婷.重庆市医务人员乙型肝炎防治政策认知调查［D］.重庆：重庆医科大学，2020.

［13］杜艳华.青年慢性乙肝患者病耻感现状和影响因素分析［D］.郑州：郑州大学，2020.

［14］查日胜，施素洁，张宏，等.苏州市居民乙型肝炎疫苗接种率及乙型肝炎认知、态度调查分析［J］.疾病控制杂志，2006，6：571-573.

［15］余有任.乙型肝炎患者直接医疗费用及医疗保险门诊政策研究［D］.南京：东南大学，2017.

［16］李强.某综合医院三种慢性病患者平均住院费用及住院日影响因素研究［D］.济南：山东大学，2012.

［17］郭峰涛，王小娟，刘近春，等.山西省4地市乙肝及相关疾病直接费用及其影响因素分析［J］.中国现代医生，2014，52(10)：10-14.

［18］廖海宁.药品零差价政策对慢乙肝相关疾病患者费用负担及诊疗情况影响研究［D］.广州：广东药科大学，2020.

［19］康国俊.吉林省长春市乙肝相关疾病流行趋势与疾病负担研究［D］.长春：吉林大学，2020.

［20］张华，巢健茜，朱立国，等.乙型病毒性肝炎患者门诊直接经济负担及影响因素调查［J］.中国全科医学，2014，17(11)：1293-1296.

［21］郑翔.浙江省台州市乙型肝炎相关疾病经济负担及其影响因素分析［D］.杭州：浙江大学，2018.

［22］马起山，徐爱强，张丽，等.中国12个地区乙型肝炎相关疾病住院患者经济负担调查［J］.中华流行病学杂志，2017，38(7)：868-876.

［23］崔兆涵，王虎峰.整体性治理视角下紧密型医共体的构建逻辑与实施路径［J］.中国卫生政策研究，2021，14(2)：1-7.

［24］徐一华，陈春，王涛，等.利益相关者视角下的区域医疗联合体利弊分析［J］.医学与哲学，2015，36(12)：79-81.

［25］房慧莹，姜可欣，马宏坤，等.基于利益相关者理论整合基层医疗卫生服务体系［J］.中国卫生经济，2018，37(6)：72-75.

［26］姚中进，董燕.医联体建设中的利益协调困境及协同治理机制研究［J］.中国医院管理，2021，41(1)：15-18.

［27］赵春琰，郭维淋，黄泽成，等.公共卫生、医疗服务、医疗保障多体系协同机制研究——基于整体性治理理论视角［J］.中国卫生事业管理，2021，38(3)：171-174.

［28］佘瑞芳，朱晓丽，杨顺心．分级诊疗下基层医疗卫生机构的发展现状及建议［J］．中国全科医学，2016, 19(28): 3413-3416.

［29］卢慧，魏来，余昌胤，等．分级诊疗相关利益主体的损益分析．卫生经济研究［J］，2018(2): 31-35.

［30］刘庆，王清亮，费剑春，等．我国医疗联合体主要运行模式及存在的问题［J］．中国医院管理，2017, 37(9): 33-35.

［31］徐芳，王伟，严非．分级诊疗背景下医疗卫生机构分工协作的利益相关者分析：基于苏州市两区的实证研究［J］．中国卫生资源，2020, 23(6): 608-613.

［32］郝晋伟，江冬冬，王全，等．新冠肺炎疫情后武汉市基层医疗卫生服务体系建设——基于利益相关者视角［J］．中国卫生政策研究，2020, 13(9): 15-21.

［33］王世长，吴爽，李晨辉，等．家庭医生签约服务主要利益相关者作用机理及损益分析［J］．中国卫生经济，2020, 39(5): 57-60.

［34］何光秀，汤少梁．分级诊疗背景下县域医疗共同体建设中的利益相关者博弈研究［J］．中国全科医学，2020, 23(13): 1611-1614+1620.

［35］焦翔，陈国强，程纯，等．基于医联体平台的上海市不同等级医院协作机制研究［J］．中国医院管理，2019, 39(4): 23-25.

［36］杨森，王朝昕，金花，等．基于利益相关者的上海市分级诊疗现状系统评价［J］．中国全科医学，2018, 21(22): 2672-2678.

［37］周婷．我国卫生筹资中政府与市场的作用研究［J］．上海经济研究，2018, 9: 49-60.

［38］常丽华．近十年我国政府职能转变的研究综述［J］．理论观察，2015, 7: 62-63.

［39］王连伟．政府职能转变进程中明晰职权的四个向度［J］．中国行政管理，2014, 6: 40-43.

［40］蒲鑫鑫，唐贵忠，何中臣．"三明路径"下深化医改的辩证思考［J］．医学与哲学，2016, 37(10): 63-65.

［41］徐文娟．我国重特大疾病医疗保障制度研究［D］．北京：中央财经大学，2019.

［42］孙敏，陈逗逗，杨京，等．谈罕见病案例教学在内分泌专业学位研究生培养中的作用［J］．智库时代，2019(43): 150.

［43］谢冰洁，蒋立新，徐江平．罕见病的初分类研究［J］．生命科学仪

器，2018, 16(2): 52-57+62.

［44］蔡思雨，聂晓璐，彭晓霞．罕见病临床试验设计的方法学进展［J］．中国科学：生命科学，2018, 48(9): 937-942.

［45］宁艳阳．罕见病防治各方关爱不缺位［J］．中国卫生，2019(12): 84-85.

［46］梁土坤．罕见病群体社会工作服务：需求、困境及对策［J］．社会工作与管理，2016, 16(4): 13-22.

［47］黄如方，邵文斌．中国罕见病医疗保障城市报（2020）［M］．湖南：寇德罕见病中心，2020: 120.

［48］胡善联．国内外罕见病的保障政策研究［J］．卫生经济研究，2018(5): 3-5.

［49］陈馨仪，符晓，王安石，等．罕见病患者治疗及保障研究［J］．卫生经济研究，2020, 37(9): 40-42+46.

［50］王子琪，闵连星，田兴军，等．我国罕见病医保政策的现状及优化路径［J］．卫生经济研究，2021, 38(11): 22-25.

［51］Sustainable Development Solutions Network. Sustainable Development Report 2022［EB/OL］.［2022-06-14］. https://s3.amazonaws.com/sustainabledevelopment.report/2022/2022-sustainable-development-report.pdf.

［52］Institute for Health Metrics and Evaluation. Global Burden of Disease［EB/OL］.（2019）［2021-11-03］. https://vizhub.healthdata.org/gbd-compare/.

［53］World Health Organization. Papua New Guinea-Noncommunicable diseases country profiles［EB/OL］.（2018-08-31）［2021-11-03］. https://www.who.int/zh/publications/m/item/noncommunicable-diseases-png-country-profile-2018.

［54］外交部．中国海军"和平方舟"医院船圆满完成访问巴新使命［EB/OL］.（2014-09-19）［2022-03-31］. https://www.fmprc.gov.cn/zwbd_673032/gzhd_673042/201409/t20140919_9708461.shtml.

［55］新华网．和平方舟医院船圆满结束对巴新访问［EB/OL］.（2018-07-18）［2022-03-31］. www.xinhuanet.com/world/2018-07/18/c_1123143710.htm.

［56］新华社．国家卫健委官员：中国即将全面消除疟疾［EB/OL］.（2018-05-23）［2022-03-31］. http://www.gov.cn/xinwen/2018-05/23/content_5292960.htm.

后记

本书用生动的案例讲述社会各界对习近平总书记关于卫生与健康重要论述的实践探索。全书分为三个篇章，分别是疾病预防与健康干预实践探索、医疗卫生体制改革实践探索和健康保障深化实践探索。为了鲜活、生动地讲好我国卫生健康治理的实践故事，本书编写组近年多次奔赴相关地区进行调研，历经千辛万苦，收集了丰富的资料，经数次梳理提炼，最终精选形成了9个典型案例，包括爱国卫生运动、学校健康教育、乙型肝炎防治、横向医联体改革、公立医院绩效管理、中医药综合改革、破局罕见病难题、医养结合养老服务、国际卫生合作等多个方面。这些案例紧扣当前我国卫生健康发展的重点任务，闪耀着习近平总书记关于"健康是1"重要论述的实践智慧，反映了新时期卫生健康治理的时代风貌。

本书由重庆市人文社科重点研究基地——医学与社会发展研究中心牵头，重庆市沙坪坝区疾病控制中心、重庆市第九人民医院等单位参与编写。全书由蒲川负责框架设计，蒋祎、邓晶负责统稿，施培武负责审定，蒲川、周文洁、王宏、曾缓、许红、武芳、陈菲、刘丹、张滨、邓晶、蒋祎负责各实践案例的撰写工作，重庆医科大学公共卫生学院的李浩、陈艾玲、胡永娇、冉娜、陈馨仪、邬东原、陶洲、刘海波、严杰、欧雪妮、刘茜、黄锐、秦海航、吴可、周湘玺、廖佳乐等参与了实地调研与编写工作。部分资料内容来自于重庆市卫生健康委员会国际合作处、重庆市医疗保障局、重庆市彭水苗族土家族自治县卫生健康委员会、重庆市垫江县卫生健康委员会、重庆市第九人民医院、重庆市垫江县中医院、重庆市沙坪坝区井口社区卫生服务中心、重庆医科大学附属第一医院青杠老年护养中心、重庆市沙坪坝区井口街道柏杨村社区、重庆市医保研究会、重庆市开州区教委及参与调研的学校，对这些单位的帮助，编写组在此一并表示感谢。

本书编写组

2022 年 6 月